DR. ÁNGEL SOTO FERNÁNDEZ

HIPNOSIS

EN CIRUGÍA BUCOMAXILOFACIAL

BARKER & JULES®

BARKER & JULES®

Hipnosis en Cirugía Bucomaxilofacial

Edición: Barker and Jules™
Diseño de Portada: Barker & Jules Books™
Diseño de Interiores: María Elisa Almanza | Barker & Jules Books™

Primera edición - 2021

I.S.B.N. | 978-1-64789-511-2
I.S.B.N. eBook | 978-1-64789-512-9

BARKER & JULES, LLC
2248 Meridian Blvd. Ste. H, Minden, NV 89423
barkerandjules.com

Autor

Ángel Soto Fernández. Es Graduado de Doctor en Estomatología en la Universidad de la Habana 1968. Especialista de I y II Grado en Cirugía Maxilofacial. Máster en Ciencias. Diplomado en Administración en Salud. Profesor Asistente de la Facultad de Estomatología perteneciente al Instituto Superior de Ciencias médicos (I.S.C.M.H.) miembro Titular de la Sociedad Cubana de Cirugía Maxilofacial. Tiene una experiencia de más de 40 años empleando la hipnosis en Estomatología (Odontología) quirúrgica y Cirugía maxilofacial. Miembro fundador en 1985 de la Sociedad Cubana de Hipnosis (SCHIP hasta su extinción en el 2007. Continua empleando la hipnosis en pacientes de cirugía Bucomaxilofacial en el hospital Universitario Comandante Manuel Fajardo con loables resultados. Ha participado en numerosos eventos científicos nacionales e internacionales con más de 50 trabajos presentados , ha realizado varias investigaciones con el empleo de la hipnosis en Cirugía Bucomaxilofacial, ha recibido e impartido cursos nacionales e internacionales, así como, publicaciones, en diferentes revistas científicas. Es autor del libro " Cirugía Ortognática Básica " que es el primer libro de ésta materia publicado en Cuba por autores cubanos, donde se expone el empleo de la hipnosis desde 1980 en el tratamiento del hábito nocivo de la lengua protráctil. Ostenta varios reconocimientos, entre ellos Medalla de Alfabetización ¨Conrado

Benítez.¨ Medalla de Misión Internacionalista. Medalla 40 Aniversario de la FAR. edalla "Piti" Fajardo. Actualmente labora en el Hospital Universitario Clínico Quirúrgico Comandante Manuel Fajardo.

Ángel Soto Fernández.

Agradecimiento a:
José Antonio Medina Soto. Ilustrador.

Dedicatoria:

Con mucho cariño a mi esposa María del Carmen Toranzo , a mis hijas Ailín Soto, Esther Soto y a mis hermanos Tomás y Daniel.

Colaborador.

Elina Muñiz Manzano.
Dra en Estomatología Especialista de I y II grado en Cirugía Maxilofacial. Master en Ciencias. Miembro Titular de la Sociedad Cubana de Cirugía Maxilofacial.Profesora Asistente del Instituto Superior de Ciencias médicas de la universidad de la Habana (Facultad de Estomatología).

ÍNDICE

Introducción

Los efectos de la hipnosis se conocen desde el origen de las civilizaciones. En tiempos remotos hasta nuestros días han sido utilizados por hechiceros, brujos, magos, sacerdotes, médicos, estomatólogos y otros profesionales así como por profanos ligados al oscurantismo con fines terapéuticos u otros.

A través del tiempo se ha logrado un gran avance clínico investigativo con respecto a la hipnosis en las ciencias médicas, sin embargo, este desarrollo científico se ha visto limitado, en mi opinión, por los siguientes factores:

El uso indiscriminado de la hipnosis por charlatanes y empíricos en espectáculos teatrales que ha creado un rechazo en los pacientes en contra de la sugestión. El desconocimiento de algunos médicos y otros profesionales así como algunos fracasos por los conocedores de este método, quienes pretenden suplir técnicas de forma inadecuada o curar a todos los enfermos sin tener en cuenta el diagnóstico y el valor de los tratamientos establecidos para cada enfermedad; cuando es sabido que ninguna terapéutica por sí sola es eficaz en todos los casos, pues se tratan enfermos y no enfermedades.

Estos elementos a que hacemos referencia han permitido que en ocasiones la hipnosis haya caído en descrédito creando detractores, agnósticos y defensores. No obstante a pesar de sus altas y bajas la hipnosis ha sobrevivido en el tiempo utilizándose en muchos países incluyendo el nuestro por diversos profesionales de las ciencias médicas con resultados alentadores.

Si bien la técnica del proceder hipnótico en sus principios generales no es tan difícil de aprender y profundizar en sus diversos niveles, su aplicación no es fácil cuando se emplea en las diferentes especialidades y se quieren obtener resultados favorables.

Actualmente se considera a la hipnosis como una "herramienta" de utilidad médica y no médica. Sin embargo, no están bien establecidos en las diferentes ramas o especialidades médicas los motivos que justifiquen la indicación para su uso (en quiénes), así como el tratamiento a emplear bajo hipnosis (procedimiento).

Con este trabajo nos proponemos exponer algunos antecedentes y conocimientos que existen sobre la hipnosis, así como los principios generales para lograr una inducción hipnótica sobre la base de nuestra experiencia de más de treinta años tratando a pacientes de estomatología quirúrgica (exodoncias) y cirugía maxilo facial con hipnosis, determinamos a nuestro criterio en qué pacientes debe y puede emplearse la hipnosis (motivos que justifican el empleo de la misma), el método que empleamos para lograr el estado hipnosis, y qué procedimiento o terapia se debe realizar en este estado según el problema que presente el paciente.

Se muestran los procedimientos y resultados de la hipnosis como sustituto o complemento del anestésico o substancias antihistamínicas en relación con el nivel de profundidad alcanzado según clasificación clínica propuesta, se establece un procedimiento de tratamiento para el alivio o eliminación del dolor mediante modificación del umbral, así como el tratamiento de los hábitos nocivos que afectan el componente maxilofacial, la lipotimia y otros.

El conocimiento y uso de la hipnosis, debe ser concebido como una posibilidad que se suma al arsenal terapéutico del profesional, sin ignorar los tratamientos establecidos, pudiendo actuar como complemento o sustituto de los mismos. Por lo expresado se considera que la hipnosis debe ser empleada por cada profesional de acuerdo con su perfil y este debe poseer un adecuado dominio teórico-práctico de la técnica. La hipnosis bien utilizada es efectiva, inocua y se aplica con poco recursos materiales a un bajo costo y el paciente queda muy agradecido.

— Capítulo I —

Antecedentes

Los fenómenos psíquicos de la hipnosis con fines terapéuticos denominados a través de la historia con diferentes nombres como sueño sagrado, magnetismo, sonambulismo, hipnotismo, sugestión, sofrologia, etc., han existido desde el origen de las civilizaciones. (Fig.1).

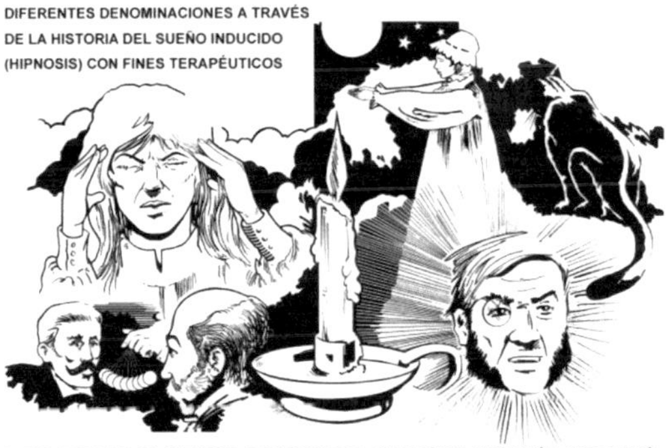

Fig. 1. Diferentes denominaciones de la hipnosis.

En la edad antigua, en la India, Egipto, China, África y otros países constituían una ciencia secreta unida a prácticas místicas en manos de unos pocos que realizaban al mismo tiempo funciones de filósofos, sacerdotes, maestros, médicos, magos y hechiceros. (Fig.2).

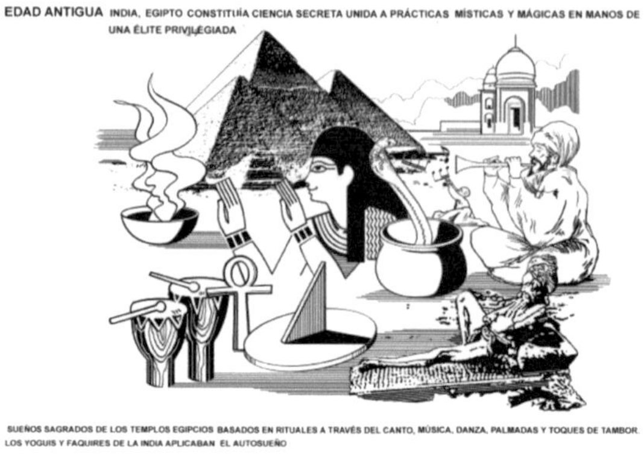

Fig. 2. Edad Antigua.

El uso terapéutico de esos fenómenos psíquicos se aplicaban fundamentalmente en los templos vinculados a prácticas religiosas, ejemplo de ellos es el "sueño sagrado" de los Templos Egipcios.

En la Edad Media se producían curas en pacientes que tenían fe, mediante la colocación de la manos del operador sobre el sujeto, denominándose este método "Posar las manos". (Fig.3).

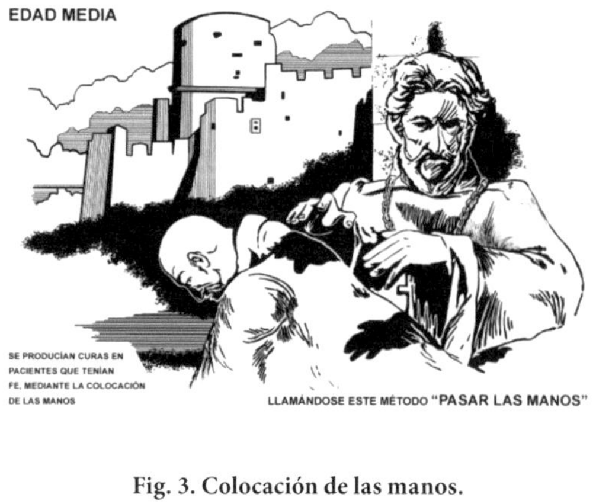

Fig. 3. Colocación de las manos.

Estos procederes fueron considerados como brujería o fenómenos sobrenaturales prohibiéndose su uso a quienes lo practicaban, dando origen a sociedades secretas. (Fig.4).

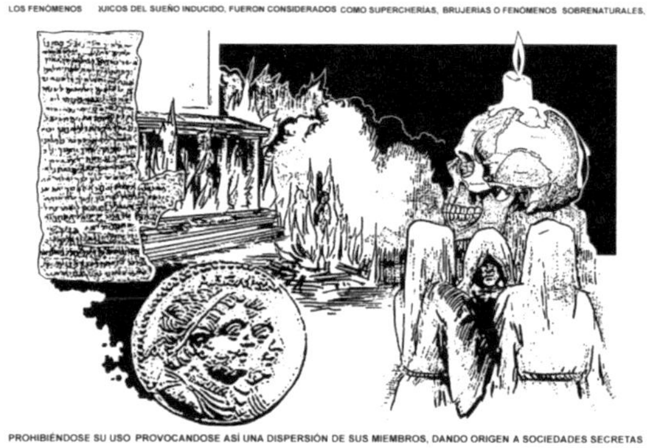

Fig. 4. Sociedades Secretas.

Así, parte de esta ciencia denominada "oculta" sobrevivió a las civilizaciones desaparecidas.

En los tiempos modernos (1770) el padre Gassner, en Europa, realizaba algunas curas combinando religión con sugestión. (Fig.5).

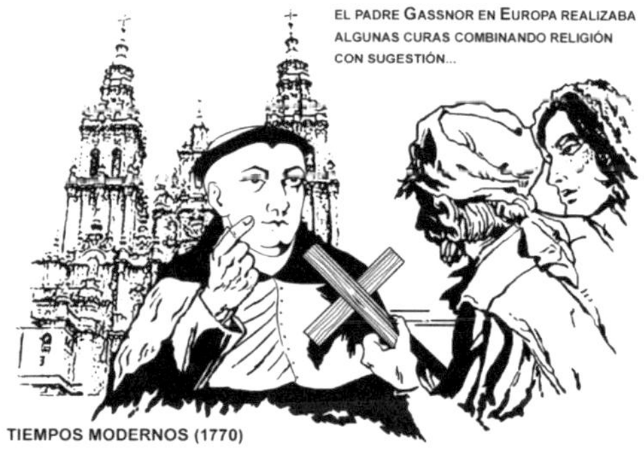

Fig. 5. Padre Gassner.

En el siglo XVIII (1733-1815) el médico vienés Franz Antón Mesmer, creador de la teoría de del "magnetismo animal", fue el primero que trató de dar una explicación científica a los fenómenos psíquicos del sueño inducido con fines terapéuticos obtenido por los antiguos, separándola así de su conexión religiosa. En su teoría afirma que existía una influencia mutua entre los cuerpos celestes, la tierra y los cuerpos animales a través de un fluido universal, que el cuerpo humano experimentaba los esfuerzos de este fluido dotándolo de propiedades análogas a las del imán. A esta propiedad se le denominó **magnetismo animal** y puede comunicarse a los cuerpos animados o inanimados, de cerca o a distancia.(Fig.6).

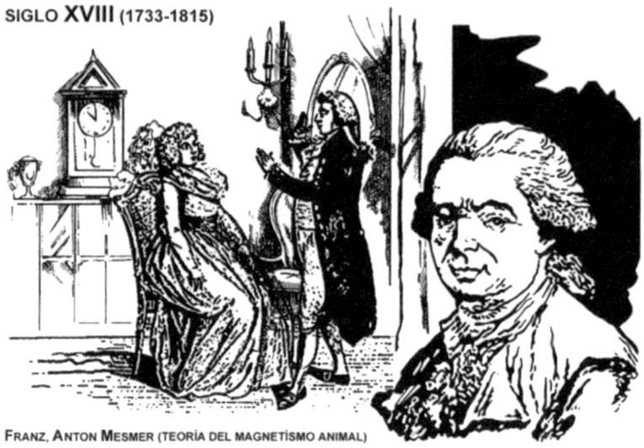

Fig. 6. Franz Antón Mesmer.

El realizaba pases con las manos sobre los cuerpos de los pacientes provocando así el denominado "sueño magnético", con fines terapéuticos. Tuvo logros y fracasos y su **teoría del fluido magnético** quedó desacreditada, no así los efectos obtenidos. Por una Comisión Científica de la Academia de Medicina de París integrada por Franklin, Lavoisier y otros, concluyendo que no existía tal fluido, sino que los efectos que experimentaban los pacientes eran productos de la **sugestión.**_

No obstante, sus trabajos y aportes se consideraron de gran valor quedando en la historia de la psiquiatría como precursor de lo que posteriormente se denominaría psicoterapia o terapia de la sugestión.

En Francia, en 1784, el Marquez de Puysegur (1751-1825) descubre el **"sonambulismo artificial"**, niega la influencia de los fluidos expresado por Mesmer y considera que es debido a la influencia verbal. (Fig.7).

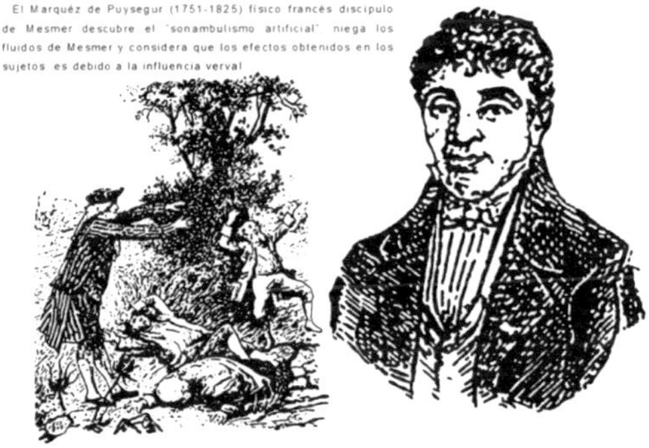

Fig. 7. Marquez de Puysegur.

En 1814 el padre José Custodio Faria (1756- 1819) emplea el **"método de fascinación"** para lograr el estado magnético considerando que era producto de la sugestión. (Fig,8).

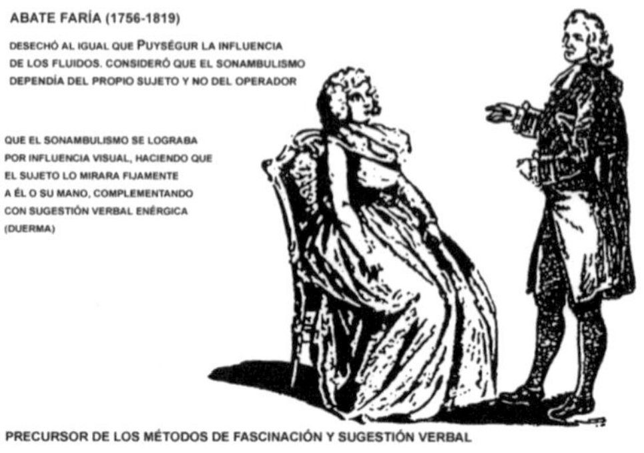

Fig. 8. Abate Faria.

Recamier en 1821, en Francia, es el primero que reporta exitosamente **el sueño magnético (hipnosis)** como anestésico en cirugía general (Fig. 9) y después Cloquet en 1829..

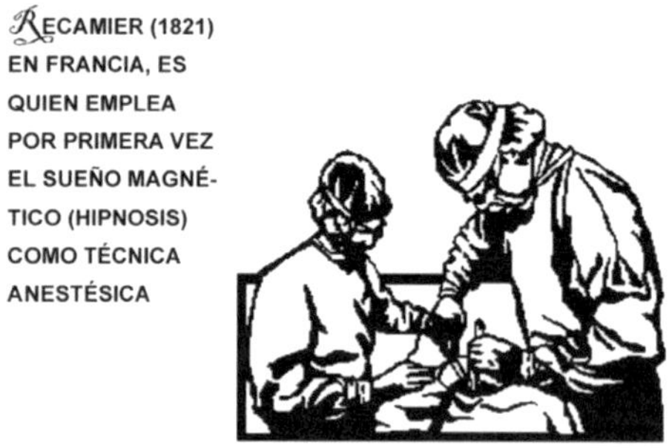

Fig. 9. Recamier.

Refiere la literatura que el doctor Oudet en Francia en 1837 es quien realiza la primera extracción dentaria sin dolor, empleando el sueño magnético (hipnosis) como anestésico, (Fig.10).

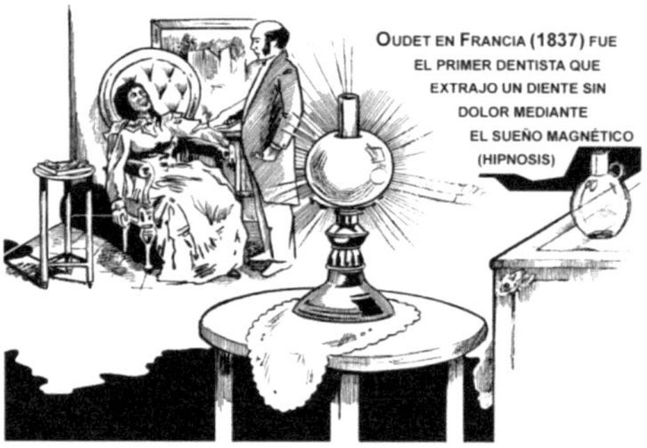

Fig.10. Oudet.

En 1841 James Braid (1795-1860) en Inglaterra, haciendo mirar a un paciente sobre un punto brillante (fijación ocular) obtuvo un sueño similar al magnético que denominó por primera vez **"Hipnosis".** Por tal motivo se le considera el **padre de la hipnosis.** (Fig.11).

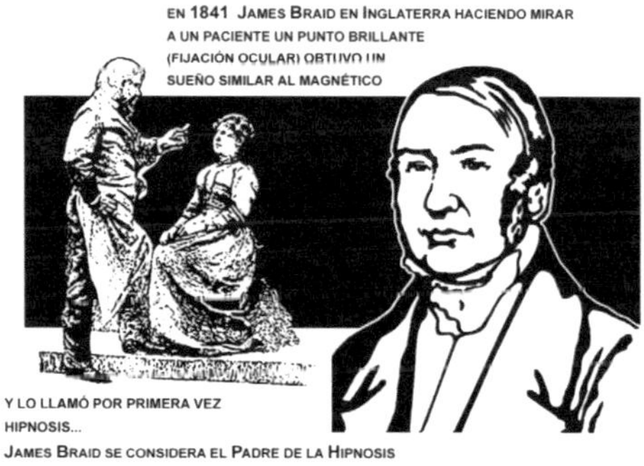

Fig. 11. James Braid.

Sus trabajos refutan la existencia del magnetismo animal, expresando que los resultados espectaculares de Mesmer se podían obtener por medios fisiológicos como fatiga de los músculos oculares y los párpados, y que los fenómenos de la hipnosis eran producto de la sugestión.

Los descubrimientos de Braid brindaron un gran aporte al desarrollo científico de la hipnosis que permitió un considerable avance como técnica de anestesia.

En 1842 el Dr. Ward en Londres realizó la primera amputación sin dolor mediante hipnosis.

En 1845 Esdaile (1816-1859) en la India, utilizó la hipnoanestesia en más de trescientos casos de intervenciones quirúrgicas.(Fig.12).

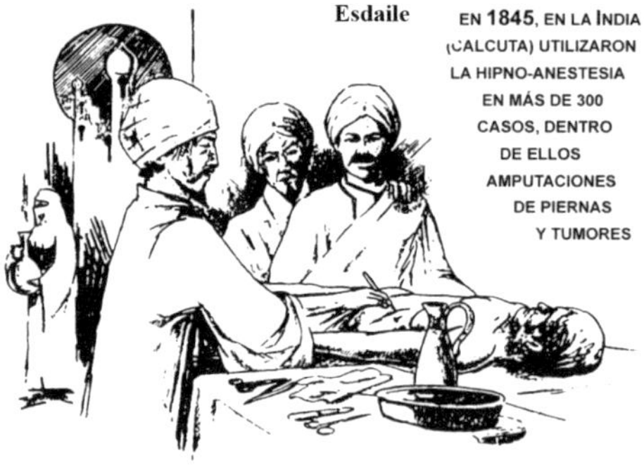

Fig. 12. Esdaile.

El 16 de octubre de 1846 el Dr. William Mortom aplica con éxito la narcosis general mediante éter, en la extirpación de un tumor de cuello en el hospital de Massachussets. Más tarde, Word (1853) y Koller (1880) tienen éxito con la anestesia local. Esto disminuyó el empleo de la hipnosis como técnica de anestesia, pero no desapareció del todo, asumiendo otras modalidades que tienen vigencia en nuestros días. (Fig.13).

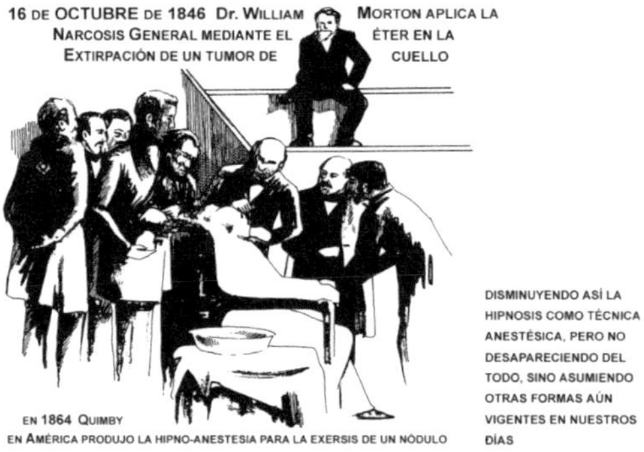

Fig. 13. William Morton.

En 1864 Quimby, en América, produjo la hipnoanestesia para la exéresis de un nódulo.

Jean Matin Charcot (1825-1893) destacado neurólogo, profesor y director de la Clínica Neurológica de Salpetiere fundó la escuela de Hipnosis de París. Pierre,Janet (1859-1947), psicólogo francés que acuñó el termino **subconsciente** consideró al igual que su maestro Charcot a la hipnosis como un estado disociativo. Charcot contribuyó mucho al desarrollo científico de la hipnosis, describiendo tres estadíos de la misma: letargia, catalepsia y sonambulismo; con lo cual no están de acuerdo la mayoría de los autores, además su interpretación de la hipnosis como un estado de histeria no fue correcta. (Fig.14).

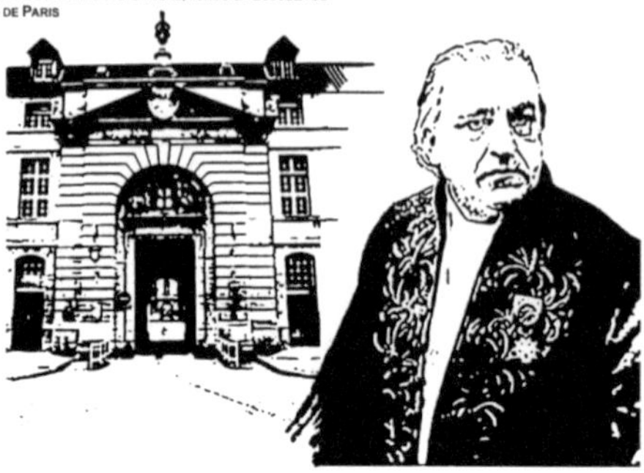

Fig. 14. Jean Martín Charcot.

En París, Hipolite Marie Bernheim (1837-1919) y Libeaut fundaron la primera escuela de Nancy de Hipnosis. Fue Berheim quien verdaderamente interpretó el hipnotismo como consecuencia de la sugestión verbal, expresión que tiene vigencia en la actualidad. Bernheim establece discrepancias con Charcot en cuanto a la interpretación entre la hipnosis y la histeria. (Fig.15).

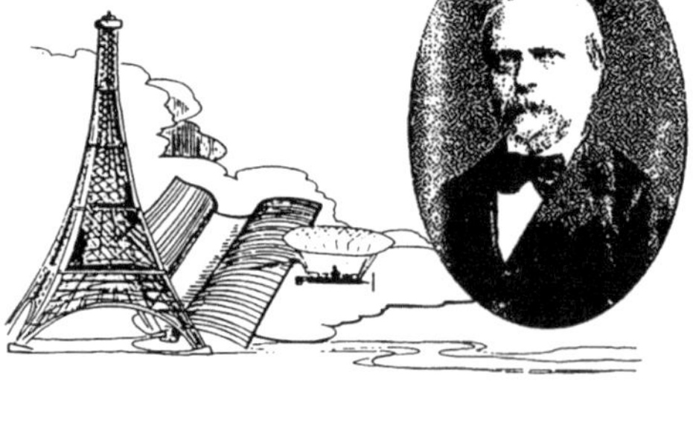

Fig. 15. Hipolite MarieBerhein.

Sigmund Freud (1856-1939), **creador del psicoanálisis**, fue alumno de Charcot. Influenciado por Berheim y Libeault, fue a la escuela de Nancy y aprendió hipnosis aplicándola en sus inicios y desechándola después, ya que consideró que si la hipnosis era consecuencia de la sugestión verbal, podía usar la sugestión sin hipnosis. (Fig.16).

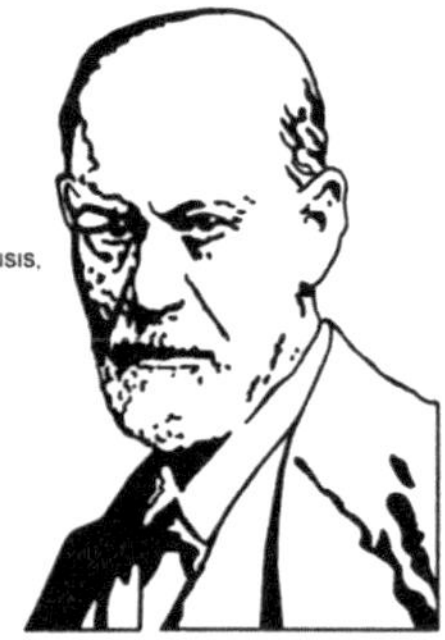

Fig. 16. Sigmund Freud.

Emilie Coue (1857-1926), farmacéutico nacido en Troya, funda la segunda escuela de hipnosis (Escuela de Nancy). Estudioso de los Metodos de Libeaut y Berhein aunque existían diferencias. Berheim utilizaba la heterosugestión y Coue la **autosugestión.** Planteaba que la sugestión actuaba sólo en caso que se produzca autosugestión. (Fig. 17).

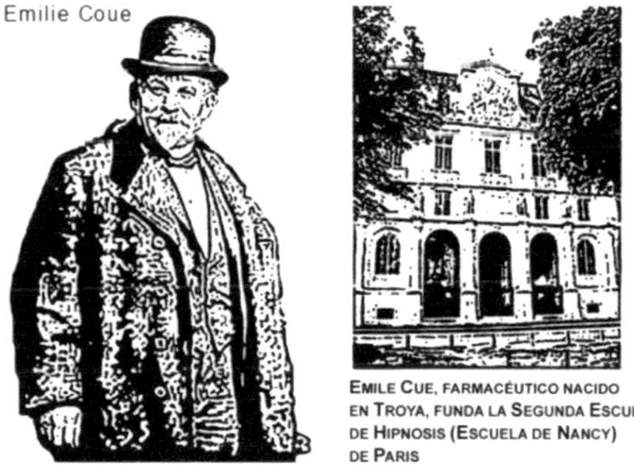

Fig. 17. Emiie Coue.

En 1890 Carter y Turner, dentistas Ingleses, realizaron hipnosis en extracciones dentarias. (Fig,18).

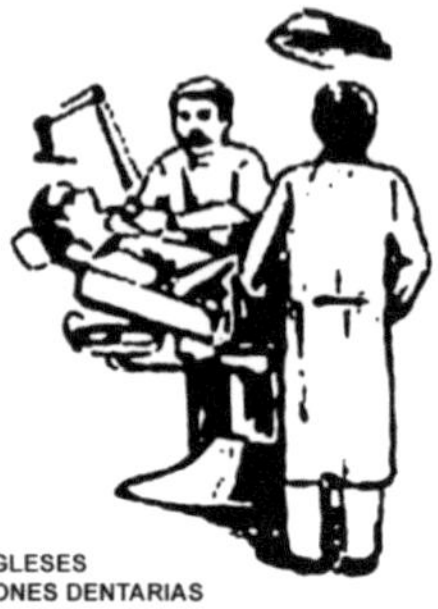

Fig. 18. Esquema de Carter y Turner.

En 1894, Bonwil en América comunicó el uso dental de la hipnosis.

En 1923, el destacado neurofisiólogo Ivan Petrovich Pavlov con sus descubrimientos revolucionaron las concepciones de la época, dándole al hipnotismo una interpretación con base fisiológica. Expresaba en su Teoría reflexológica que el sueño hipnótico era un reflejo condicionado por la sugestión. Según Pavlov, en la hipnosis la palabra se integra como segundo sistema de señales al condicionamiento de los estímulos internos y externos que pueden asumir formas de reacciones orgánicas. Betjerev fundó junto con él la escuela reflexológica. (Fig. 19).

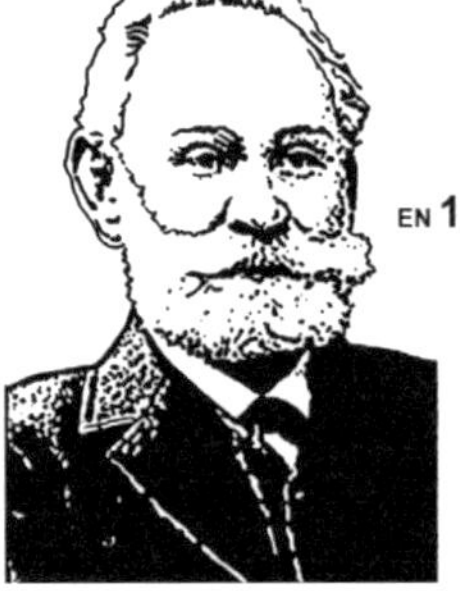

Fig. 19. Ivan Petrovich Pavlov.

En 1930, Platonov, discípulo de Betjerev, publicó el artículo **"La palabra como factor fisiológico y terapéutico".**

En 1918 y 1945 con la Primera y la Segunda Guerra Mundial respectivamente, se incrementó el uso de la hipnosis como psicoterapia. (Fig. 20).

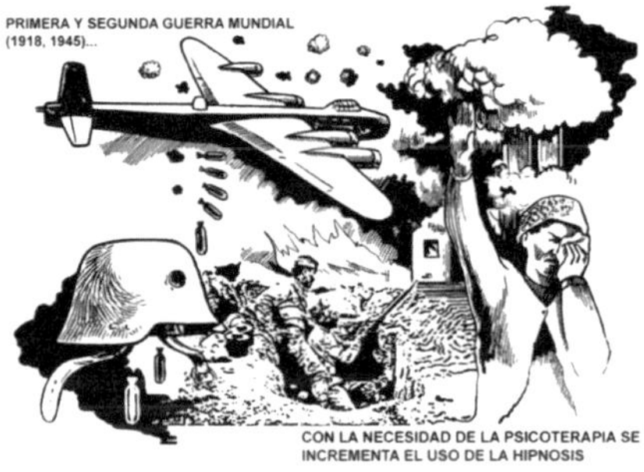

Fig.20. Representa la 1ra y 2da guerra mundial.

En 1948 se funda la Asociación Británica de Hipnotizadores para el Estudio de la Hipnosis Clínica y Experimental. (Fig.21).

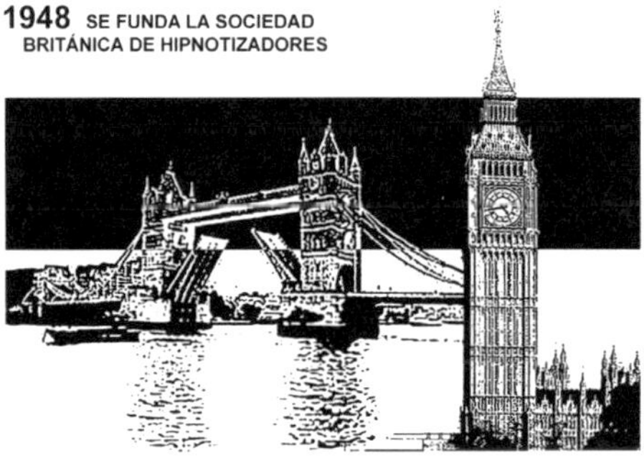

Fig. 21.

En 1950 se funda la Sociedad Norteamericana de Hipnosis presidida por el Dr. Milton Erickson. (Fig.22).

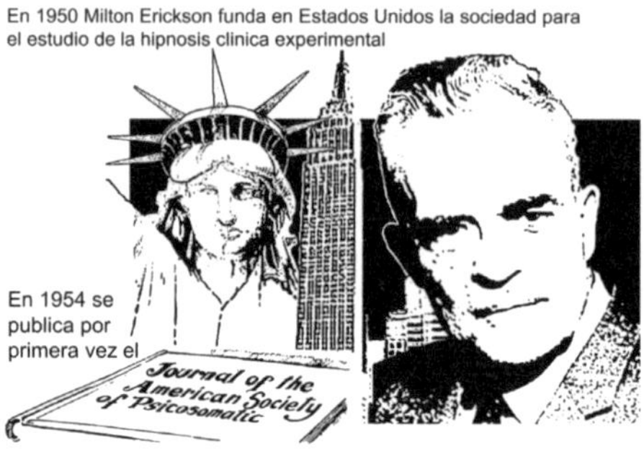

Fig. 22 Milton Erikson..

En 1957 la Junta Odontológica del Estado de Michigan obtuvo un decreto ley declarando legal que un dentista utilice la hipnosis. (Fig.23).

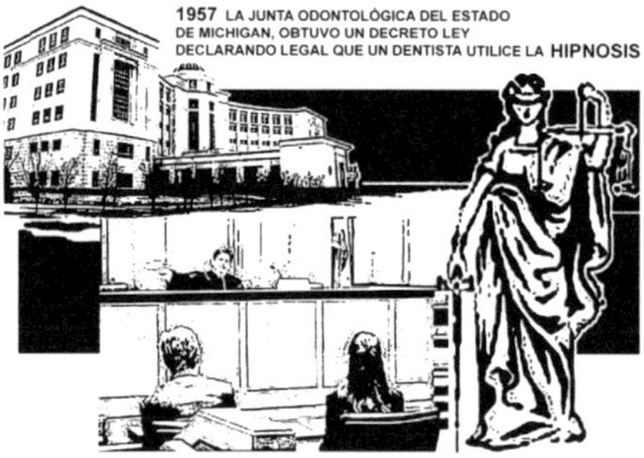

Fig. 23. Estado de Michigan.

En la década del 50 el Dr. Albert M. Betcher, director de Anestesiología del hospital de New York emplea la hipnosis como complemento de la anestesia clínica general en más de 400 niños, reduciendo la cantidad de anestesia empleada en más de un 50%. (Fig.24).

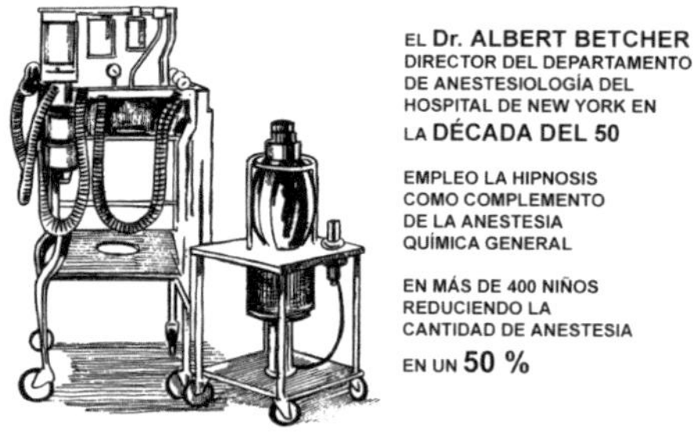

Fig. 24.Esquema de un equipo de anestésia.

En 1960, Caicedo, un médico colombiano que estudiaba en España, consideró que la palabra hipnosis se había desprestigiado mucho por haberse asociado a espectáculos de teatro por magos y empíricos por lo que propuso el nombre de **sofrología** que deriva de las raíces griegas SO que tiene un significado amplio (armonía, equilibrio, tranquilidad, etc.). PHRON (mente) y LOGOS (estudio). (Fig.25).

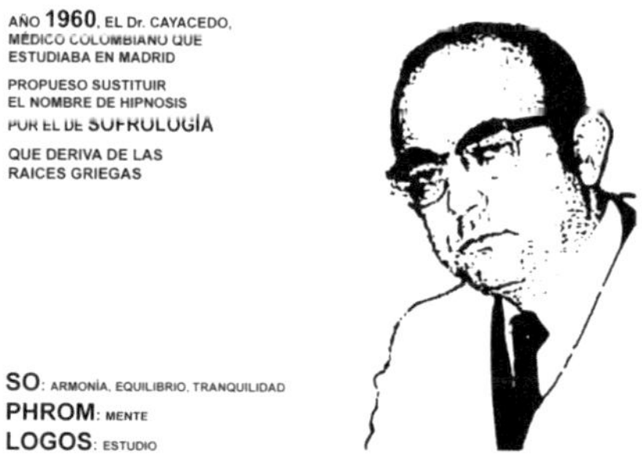

Fig. 25. Caicedo.

A pesar de ello consideramos que el término hipnosis sigue utilizándose y mantiene su vigencia. Nayer y Brady en 1967 en Indianápolis reporta la primera operación del cerebro bajo hipnosis.

En 1973, en Valencia, Antonio Escudero publica su trabajo sobre anestesia psicológica (Nosología).

En 1974, Hilgart reporta el uso de la hipnoanestesia en 814 casos de cirugía, algunas cesáreas. (Fig.26).

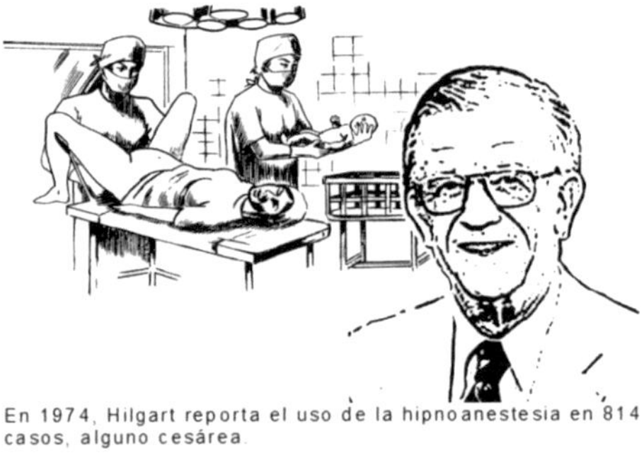

Fig.26. Representa a Hilgart y operaciones en que se empleó la hipnosis.

En la actualidad existe gran número de sociedades de hipnosis en diferentes países del mundo como Francia, España, Alemania, Inglaterra, Estados Unidos, México, Cuba y otros que se dedican al estudio y progreso de la hipnosis.

Nuestro país ha estado influenciado por las escuelas de hipnosis de París. (Fig.27). En 1958 en el Colegio Odontológico de la Habana se crea la primera Sociedad de Hipnosis con el nombre de Sociedad de Hipnología de Cuba.

En 1958 viene a Cuba el profesor Argentino Emilio Duprat, quien imparte cursos de hipnosis y brinda demostraciones en la casa de

Odontología. En 1960, con la desaparición del Colegio Odontológico se extingue esta Sociedad de hipnología.

Algunos profesionales estomatólogos, médicos y psicólogos aisladamente siguieron empleando la hipnosis.

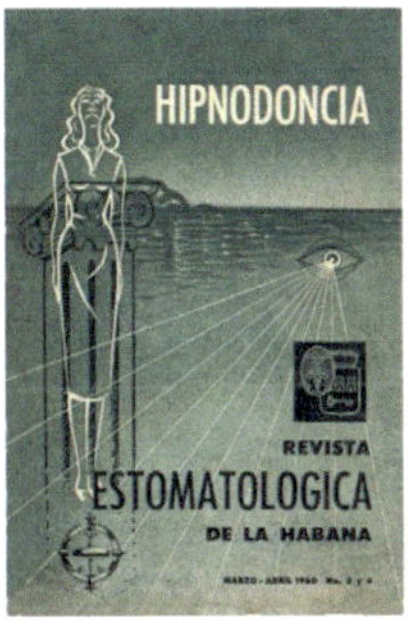

Nuestro pais fué influeciado por las escuelas de hipnósis de París.

Fig. 27.Revista Cubana de Estomatología.

En 1975 Ángel Tundidor y el profesor Sabas Alomás publican un trabajo sobre hipnoanestesia en la revista 16 de abril. (Fig.28).

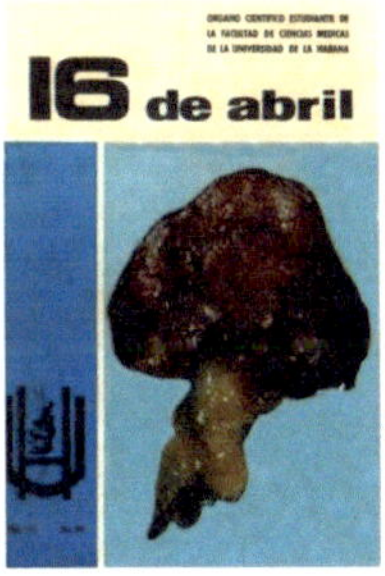

En 1975 Angel Tundidor y el profesor Sabas Alomás publicaron un trabajo sobre hipnoanestésia en la revista 16 de abril.

Fig. 28.Revista 16 de Abril.

En 1986 se funda la Sociedad Cubana de Hipnosis (SCHIP), perteneciente a la Academia de Ciencias de Cuba , que radicaba en el Capitolio, integrada por médicos, psicólogos estomatólogos y otros profesionales. (Fig.29).

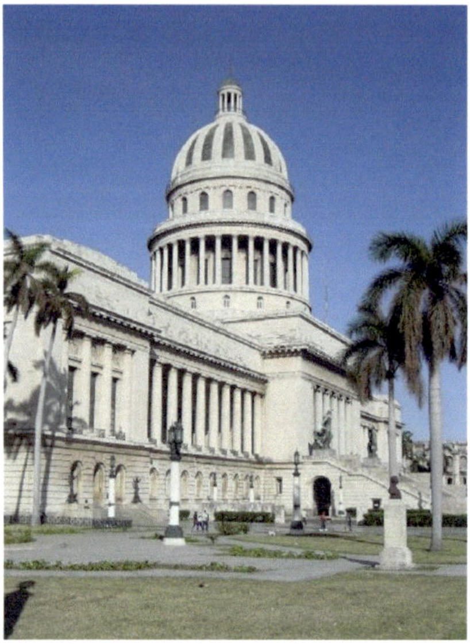

Fig. 29. Capitolio.Habana.Cuba.

El 4 de abril de 1986 se realiza una mesa redonda, en la Habana, en el salón Camilo Cienfuegos de la Academia de Ciencias, situada en el Capitolio de la Habana, sobre "Las aplicaciones de la Hipnosis" y ese mismo año se crean filiales en diferentes provincias y se realiza la primera jornada cubana de hipnosis.

En el 2001 se eligió una nueva directiva modificándose los estatutos y se crea un código de ética. En diferentes provincias hay profesionales que emplean la hipnosis con buenos resultados, destacándose las filiales de Holguín, Granma y Santiago de Cuba.

En Santiago de Cuba, en particular la hipnosis ha tenido un gran desarrollo. Se creó la Sociedad de Hipnosis Terapéutica dentro de la psicología de la salud, han realizado eventos nacionales e internacionales y emplean la hipnosis en diferentes tratamientos médicos con resultados positivos.

En ese período se incrementa el empleo de la hipnosis en pacientes de Cirugía Buco-maxilofacial en el Hospital Universitario Comandante Manuel Fajardo y se divulga en periódicos y revistas el éxito alcanzado. (Fig.30).

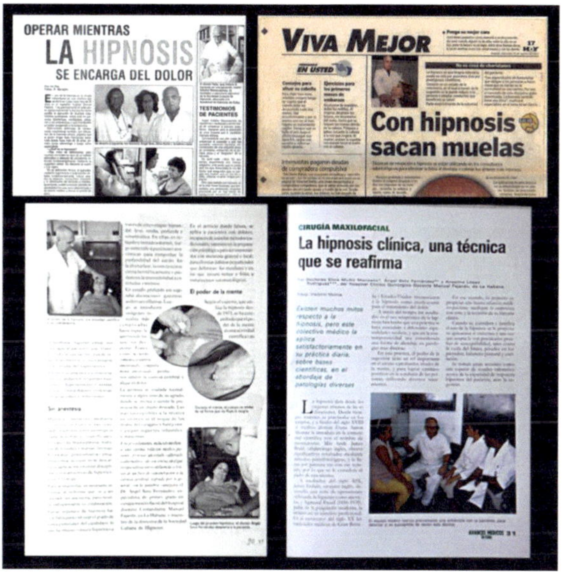
OPERAR MIENTRAS
LA HIPNOSIS
SE ENCARGA DEL DOLOR

VIVA MEJOR

Con hipnosis sacan muelas

CIRUGÍA MAXILOFACIAL
La hipnosis clínica, una técnica que se reafirma

Fig. 30. Divulgación en periódicos y revistas.

En el 2003 se constituye y ratifica la sección científica de hipnosis en Cirugía Máxilofacial en la SCHIP, en el anfiteatro del Hospital Universitario Comandante. Manuel Fajardo, en base al aval del trabajo realizado por nuestro servicio. (Fig.31).

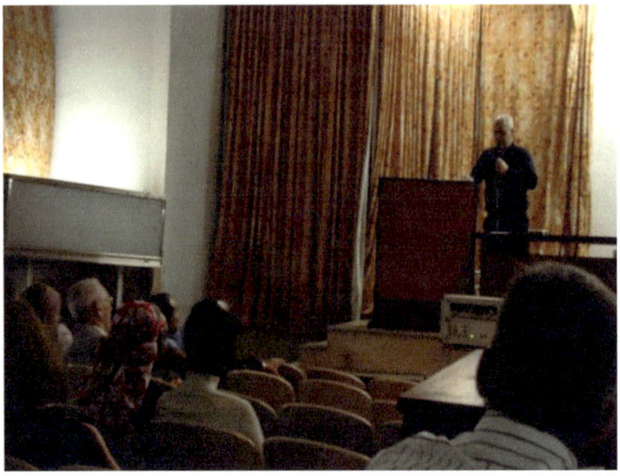

Fig. 31. Anfiteatro del hospital Universitario Comandante Manuel Fajardo.2003. Creación de la sección científica de Cirugía Maxilofacial en la SCHIP.

En el 2006 participamos en el XVII Congreso Internacional de Hipnosis (HIPNOSIS EN TIEMPOS DIFÍCILES), en México (Acapulco). La sección de hipnosis en Cirugía Maxilofacial presentó varios trabajos. (Fig.32).

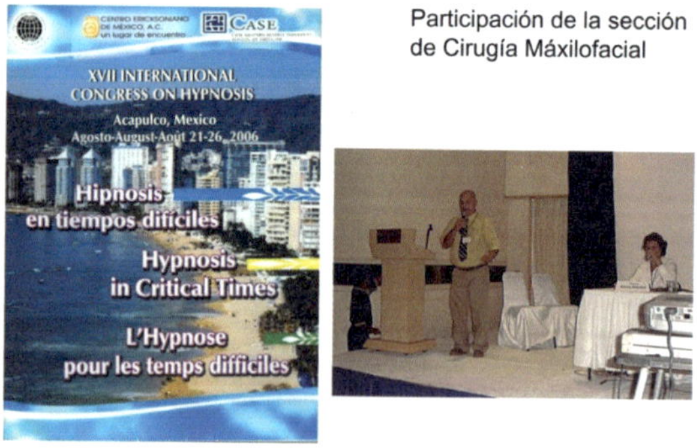

Fig. 32. Congreso Internacional de Hipnosis. Méjico Acapulco

En el 2007 se produce la disolución de la sociedad Cubana de Hipnosis (SCHIP), pero se continúa activa con muy buenos resultados la Sociedad de hipnosis terapéutica de Santiago de Cuba y en nuestro servicio de Cirugía Maxilofacial del hospital Universitario Comandante Manuel Fajardo continuamos empleando la hipnosis con loables resultados. (Fig.33).

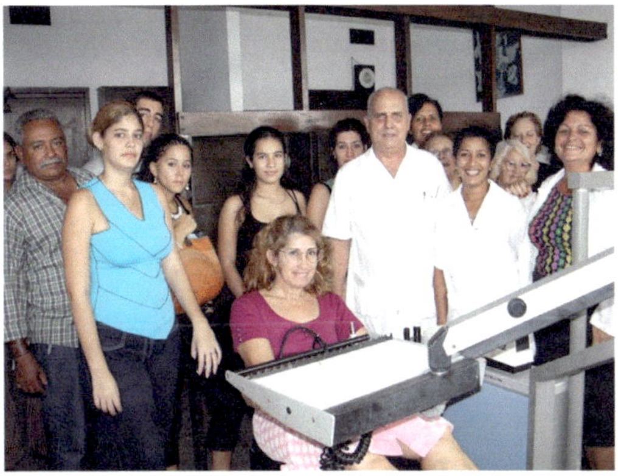

Fig. 33 Empleo de la Hipnosis a pacientes de Cirugía Maxilofacial.

Hospital Universitario Manuel Fajardo

— Capítulo II —

Consideraciones sobre la Hipnosis

Existen infinidades de teorías, hipótesis y definiciones que tratan de explicar científicamente la naturaleza del fenómeno hipnótico pero estas son incompletas. Se ha considerado como un estado disociativo de conciencia, hiperconcentración mental, estado alterado de conciencia, estado alternativo, trance y otras. Hoy se acepta que es un estado propio de la mente.

Actualmente se considera la hipnosis como una herramienta o vehículo de utilidad médica (hipnosis clínica) y no médica.

Exponemos a continuación algunas definiciones de diferentes autores a través del tiempo.

Antón Mesmer. Siglo XVIII (1734-1815).

Define la **Hipnosis** como un estado de **"sueño magnético"** inducido por una influencia magnética mutua parecido a un imán que se produce entre dos cuerpos a través de un **fluido.**

Marques de Pusegur. Siglo XIII (1734-1815).

Consideró a la hipnosis como un **sonambulismo artificial** que se produce por la acción de un operador (sugestión y pases) sobre un sujeto que tenga fe y voluntad.

Andrade Faria. Siglo XIX (1756-1854).

Define la Hipnosis como una condición psíquica **"sueño lúcido"** (Hipnosis) en la cual la facultad de recibir impresiones y el poder de llevarlos a cabo está grandemente aumentadas (fascinación y sugestión verbal).

James Braid. Siglo XIX (1841). Padre de la Hipnosis)

Es un estado de sueño artificial que se obtiene por medio de la fijación de la mirada en un punto brillante.

J. Martin Charcot. Siglo XIX (1825-1893). Escuela de Hipnosis de Paris.

Consideró la Hipnosis como un estado especial de la histeria **(una neurosis histérica inducida artificialmente).**

Berhein. Siglo XIX, XX (1837-1919). Escuela de Nany Liebeauet (1823-1904).

Definía la Hipnosis como un estado especial del paciente producido artificialmente por la sugestión.

E. Coue. Siglo XIX, XX (1857-1926) Segunda Escuela de Nancy.

Definía la Hipnosis como la influencia de la imaginación sobre el ser psicológico y físico mediante la sugestión, siempre que hubiera autosugestión.

I.P. Pavlov. Siglo XIX, XX (1857-1926).

Es un estado intermedio entre la vigilia y el sueño creado por un **estímulo verbal** (reflejo condicionado) sobre la corteza cerebral que crea un foco de excitación en un punto de la corteza cerebral (rapport) inhibiéndose las demás estructuras.

Duprat E. Siglo XX (1958)

Señala que la Hipnosis es un estado psicológico que consiste en aumento de la sugestibilidad, vigilancia reducida y atención restringida.

S. Irwin Shaw. Siglo XX.

Expresa que la Hipnosis es un estado de **sugestibilidad aumentada** consecutiva a un rapport, en que por medio de mecanismos aun no comprendidos, se motiva al paciente a ponerse en un estado que **recuerda al dormir,** aceptando las sugerencias del operador y exceptuando las que van en contra de su conciencia.

Benjamín Pérez. Siglo XX (1996)

La Hipnosis es un **estado particular de la mente,** es usualmente inducido por otra persona. En este estado mental el paciente no solo acepta mejor las **sugestiones,** sino que **actúan con mayor poder sobre la mente.**

Harold I. Kaplan. Siglo XX (1998). Editora Panamericana 8va Edición Sinopsis de Psiquiatría. Pág. 1043, 1045.

La Hipnosis es un fenómeno mental complejo que ha sido definido como un estado de alta concentración puntual y receptividad a las sugestiones de otras personas en una rutina monótona (estado alterado de conciencia).

Martin Orne. Siglo XX.

Definió la Hipnosis como un **estado o condición** en que una persona puede **responder a sugestiones** apropiadas, experimentando **alternativas de la percepción,** memoria o estado.

Milton Erickson. Siglo XX.

Describió el proceso de trance clínico como **"un período libre en que puede florecer la individualidad".** SCHIP, 1ra estapa, Siglo XX.Tesauro Cubano de Psicología (Resumen)

La hipnosis es un estado **alterado de conciencia** en la cual las **ideas son** aceptadas **por sugestión** en vez de por evaluación lógica. La sugestibilidad es un rasgo imborrable. Durante ésta la atención se concentra en un solo estímulo. Los ojos pueden estar abiertos o cerrados, pueden ser inducidas por la **sugestión verbal, por las impresiones auditivas o visuales** o por **movimientos retóricos repetidos en forma monótona.**

Encarta 99, de Microsoft, Siglo XX. Licenciado Armando Scharovsky.

"Estado **alterado de la conciencia** con **elevada respuesta** sugestiva. Es un estado de conciencia diferente al de sueño o vigilia durante el cual la **atención se desconecta** del mundo exterior y se concentra en experiencia mentales sensoriales y fisiológicas".

The Internacional Medical and Hypnotherapy Associaton. (2000). Siglo XXI.

Es un **proceso de relajación natural de la mente** y el cuerpo, dejando despierto el **subconsciente**, siendo éste **receptivo a las sugestiones.**

Licenciado Brian Weis. Siglo XXI.

Es un estado de concentración enfocada, del tipo **que muchos experimentamos todos los días**. Cuando estamos relajados y nuestra concentración es tan intensa que no nos distraen los ruidos exteriores ni otros estímulos nos encontramos en un estado de **"hipnosis ligera".**

Dr. José Luis Vázquez. Federación Mexicana de Hipnosis. (Siglo XXI).

Es un **estado natural de la conciencia** que está presente en la vida de los hombres, es una modalidad del funcionamiento de nuestra mente (estado de trance) producto de una forma fisiológica cerebral que el ser humano desarrolló durante su evolución. Un incremento de la sugestibilidad, disminución del sentido crítico y distorsión de la percepción, relajación muscular generalizada y concentración de la atención.

Sociedad Hispano Americana de Psicología Aplicada (HISPAMAP), 2002. (Siglo XXI).

Es una técnica con la que se consigue un estado **psico-fisiológico** diferente al estado de vigilia normal.

El E.E.G de una persona hipnotizada es diferente al de una persona despierta o dormida en sueño natural.

Se caracteriza por **gran sugestionabilidad.**

Se produce una disociación entre el conciente y el inconsciente, el individuo opera sobre todo con su inconsciente y disminuye la capacidad de raciocinio y auto-conciencia.

Siglo XXI

Muchos psicólogos consideraron la hipnosis como un estado de percepción, en el cual el sujeto deja a un lado otros estímulos. La persona estrecha su campo de conciencia. De ahí el método de imágenes y visualización que junto con la sugestión oral inducen al trance.

SCHIP, 2da etapa. (Siglo XX). Cubano de psicología.

La hipnosis y terapias sugestivas son aquellos actos o procesos **premeditados** que intentan o pueden causar por medio de la **sugestión cambios psíquicos, fisiológicos o somáticos** en la conciencia o en la percepción, los sentimientos, los pensamientos, la memoria o la conducta de otras personas.

Definición personal

Es un estado mental parecido al sueño, pero que no es sueño ni vigilia; en que hay disminución de la conciencia. Este estado se puede presentar en la vida cotidiana de las personas, ya sea cuando recibimos estímulos monótonos y rítmicos tales como el aire, las olas del mar, manejando en una carretera aburrida, leyendo un libro y otros que producen hiperconcentración y estrechamiento de la conciencia.

Este estado se puede inducir a un sujeto fundamentalmente por estímulos verbales, táctiles y sonoros o puede también autoinducirse. El sujeto puede estar con los ojos cerrados o abiertos, en dependencia de la profundidad alcanzada. Hay aumento de la susceptibilidad y disminución del nivel crítico, por lo que la palabra y las ideas sugeridas son más efectivas que en vigilia influyendo así positivamente en la esfera psíquica, fisiológica y somática del paciente.

Después de Mesmer la mayoría de los autores consideramos a la sugestión verbal como el elemento fundamental en los seres humanos para inducir la hipnosis y como estímulo terapéutico una vez lograda esta.

— Capítulo III —

Sugestión, susceptibilidad y grados o niveles de profundidad hipnótica.

La sugestión es un estímulo verbal que el sujeto acepta con poca evaluación crítica. Ésta comenzó con el surgimiento del lenguaje y está presente en la vida cotidiana del hombre y en la relación médico-paciente.

Mediante la sugestión se influye en la psiquis de las personas. Éstas pueden ser positivas o negativas. Las positivas logran bienestar y pueden mejorar y curar a un paciente. Las negativas pueden producir iatrogenia.

La sugestión verbal es el estímulo más importante en los seres humanos para realizar **la inducción hipnótica,** aunque otros estímulos sonoros, visuales o táctiles pueden ser sugestivos, potencializar esta o tener un efecto hipnótico.

Una vez logrado el estado hipnótico la sugestión se emplea trans-hipnosis para lograr modificaciones psico-fisiológicas o somáticas favorables en el sujeto y estas son más efectivas que en el estado de vigilia. Además se utiliza para realizar sugerencias post-hipnóticas para mantener o lograr efectos terapéuticos después de la hipnosis en estado de vigilia.

Condiciones del operador y forma de realizar las sugestiones.

Condiciones del operador:

Ser una persona calificada. (médico, estomatólogo, psicólogo). Ser afable y tener buenas relaciones médico- paciente. Lograr empatía. (Buen rapport).Tener dominio de la técnica Debe ser empleada por cada profesional acorde con el perfil y emplearlo en aquellos pacientes que presenten un motivo o motivos que justifiquen su uso y puedan ser beneficiados. Debe poseer autocontrol y confianza en sí mismo, buena presencia física y hábitos higiénicos. Ser objetivo y tener dominio de los impulsos emocionales. El tono de la voz debe ser bajo,rítmico, monótono, con entonación y flexión y dar las sugestiones con seguridad.

Formas de realizar la sugestión:

El tono de la voz debe ser bajo, rítmico y monótono. En ocasiones se puede aumentar cuando queremos enfatizar alguna idea. Deben ser claras y precisas, lo más simple posible, empleando un lenguaje apropiado y comprensible acorde con el nivel cultural del paciente.

Deben ser repetitivas, pueden emplearse palabras diferentes con similar significado, tener un sentido repetitivo sin sensación de dominio. No debe ir en contra de los principios éticos y morales, si se emplea estímulos táctiles en una región del cuerpo debe ir acorde con lo sugerido. Los gestos, movimientos y expresión facial serena deben emplearse con seguridad por parte del operador constituyendo estímulos que potencializan la sugestión.

Condiciones del paciente:

Que esté dentro de límites normales, no existiendo incapacidad física ni trastorno severo de personalidad. Que exista un motivo que justifique su empleo, que acepte mediante consentimiento informado y que responda positivamente a las pruebas de susceptibilidad.

Condiciones del local

Debe ser lo más silencioso posible, haber un sillón o una camilla cómoda, así como buena higiene. Puede ser iluminado o poco iluminado.

Susceptibilidad o sugestibilidad

Es la capacidad de cada persona de respuesta ante la sugestión. Esta varía en diferentes pacientes y aun en un mismo individuo en dependencia de su estado psico-fisiológico.

Existen numerosas pruebas de susceptibilidad. Estas nos brindan una idea del grado de susceptibilidad del paciente y por ende, la posibilidad de llevar al sujeto más o menos rápido y en profundidad a un estado hipnótico, según sean positivas o negativas.

Se pueden emplear una o varias combinaciones de acuerdo a la experiencia, resultados del operador y características individuales del paciente.

Test o escalas de susceptibilidad

Permiten obtener una valoración cuantitativa del sujeto, desde pocos sugestionables a muy sugestionables. Se realizan varias pruebas de susceptibilidad y se da una puntuación. Como ejemplo podemos citar la escala de Weitzenhoffer, Hilgard, Stanford, Barber, Harvard, Asis-Perigol. etc. En nuestra experiencia creemos que la hipnosis clínica en estomatología quirúrgica no es necesario emplear el Test o escala ya que es suficiente con algunas pruebas de susceptibilidad.

Estas pruebas se logran fundamentalmente mediante la sugestión verbal y a través de una voz rítmica y monótona, en un tono bajo haciendo énfasis en lo que se desea lograr, a lo que se suma el aspecto fisiológico.

El paciente debe saber que esta prueba no constituye una hipnosis, sino que es parte de una preparación para la misma, aunque sabemos que los pacientes altamente susceptibles pueden caer en estado hipnótico.

Hay hipnólogos que no utilizan las pruebas de susceptibilidad. Nosotros preferimos su uso cuando comenzamos con el paciente por primera vez ya que las mismas contribuyen a una mejor relación hipnólogo-paciente. Esto aumenta el rappor. Nos brinda una idea del grado de aceptación del paciente para la hipnosis y profundidad a alcanzar. Constituye un paso en la preparación del paciente que disminuye la contrasugestión que origina la palabra hipnosis.

Ya en una segunda sesión, la obviamos y utilizamos el signo-señal para la inducción. También la omitimos cuando utilizamos la hipnosis como emergencia, sin preparación previa.

Existen numerosas pruebas de susceptibilidad. A continuación se mencionan las más utilizadas:

Prueba de relajación y caída de los brazos.

Se sitúa al paciente parado con los pies unidos y mirando hacia el frente. Se sitúa el operador de frente y hacia el costado derecho del mismo. Le levantamos el brazo izquierdo lateralmente con nuestra mano derecha y lo sostenemos, nuestra mano izquierda se coloca encima del hombro izquierdo del paciente. Seguidamente le sugerimos: tu brazo se siente pesado... cómodamente pesado...y descansa en mi mano...Cuando cuente tres... y yo retire mi mano... tu brazo caerá rápidamente... Uno... dos... y tres... Si lo hace, la prueba resulta positiva. De no caer de primera instancia debe repetirse varias veces hasta obtener el objetivo. Si no se logra, la prueba resulta negativa.

Prueba de catalepsia o pesadez de los párpados.

En igual posición de pie, se le sugiere al paciente que cierre sus párpados. Seguidamente colocamos nuestros dedos índice y pulgar sobre los párpados del sujeto a la vez que se sugiere: Tus parpados

Te pesan...se van sintiendo cómodamente pesados Tus párpados te pesan...se van sintiendo cómodamente pesados...más cómodamente... pesados...pegados... Repetimos varias veces las sugerencias y sugerimos: Te sientes bien con los párpados cerrados... pegados...mientras más trates de abrirlos más pegados... estarán.... Después de retirar nuestros dedos y la sugestión si el paciente tiene dificultad para la apertura de los parpados entonces la prueba es positiva. Para eliminar el estado de pesadez palpebral hacemos sugestiones a la inversa. Te sientes bien con los párpados cerrados... pero te sentirás mejor cuando los abras... Cuando cuente tres la sensación de pesadez de tus párpados habrá desaparecido... cuento uno... cuento dos...y cuento tres...Tus párpados se abren.

Prueba de inclinación del cuerpo hacia atrás o caída del cuerpo hacia atrás.

Se coloca igualmente al paciente de pie y con los ojos cerrados. El hipnólogo se coloca detrás del paciente apoyando ligeramente sus manos en la espalda del paciente. Se comienza a sugerir: Tu cuerpo se siente cómodo... tranquilo... relajado... se va aflojando cada vez más... Hacemos una ligera presión en la espalda y se sugiere lo siguiente: Tu cuerpo se inclina hacia atrás a medida que retiro mis manos... tu cuerpo sigue mis manos… aunque se incline no se cae… ya que mis manos sostienen su cuerpo…Si el paciente se inclina sin dificultad la prueba es positiva. Sugiero en vez de caída, inclinación y siempre hay que estar dispuesto a sujetar al paciente ya que el paciente altamente susceptible si no lo sostenemos puede caer violentamente y originar un accidente desagradable como trauma en la espalda o cráneo. Cuando el paciente se inclina y su cuerpo descansa sobre nuestras manos, la prueba es positiva y comenzamos sugerir a la inversa: Su cuerpo se reclina hacia delante tomando su posición original… se repitiéndolo varias veces.

Prueba de inclinación del cuerpo hacia delante o caída hacia delante.

Es igual que la de inclinación del cuerpo hacia atrás, pero en este caso es hacia delante y el hipnólogo coloca sus manos en el pecho.

Prueba de balanceo postural.

Es una combinación de la inclinación del cuerpo hacia atrás y hacia delante pero dinámica. En este caso el operador se sitúa de frente a un costado del paciente con la mano izquierda detrás de la espalda y la derecha en el pecho. Se sugiere: Tu cuerpo se inclina hacia delante… y no se cae… simultáneamente hacemos cierta presión anterior con la mano colocada en el pecho y la separamos ligeramente y el cuerpo se inclina hacia delante, después se hace sugerencia a la inversa hacia y el cuerpo se inclina hacia atrás, seguidamente se separan ligeramente ambas manos y se continua sugiriendo: Tu cuerpo se balancea hacia delante… y hacia atrás… y no se cae… Cuando el paciente comienza a balancearse por sí mismo, la prueba es positiva y mantenemos las manos a cierta separación del cuerpo para evitar accidentes. Para terminar con las pruebas hacemos sugerencias a la inversa. Tu cuerpo deja de balancearse… te sientes bien… y te vas a sentir mejor cuando dejes de oscilar…tu cuerpo deja de oscilar…

Prueba de oscilación lateral.

Se ubica al paciente parado, con las piernas unidas, la cabeza ligeramente inclinada. Le indicamos que cierre los ojos. Nosotros nos podemos situar por delante o por detrás del paciente. Colocamos nuestras manos a ambos lados de los hombros del paciente y le sugerimos:" te sientes bien… tu cuerpo se inclina hacia el lado izquierdo y no se cae… tu cuerpo se inclina hacia el lado izquierdo y no se cae… Simultáneamente hacemos suave presión con nuestra mano derecha a la vez que separamos ligeramente y después sugerimos inclinación hacia el lado derecho haciendo lo inverso con nuestras manos. Continuamos haciendo sugerencias de que su cuerpo oscila hacia un lado y hacia otro y circularmente. Si separamos nuestras manos del cuerpo a una distancia prudencial y el paciente lo realiza automáticamente la prueba es positiva. Para finalizar hacemos sugerencias a la inversa. Tu cuerpo deja de oscilar…Te sientes bien y te sentirás mejor cuando deje de oscilar… tu cuerpo ha dejado de oscilar…

Cuando se realiza estas cuatro pruebas y el paciente responde positivamente a dichas ellas nos indica que el paciente responderá favorablemente a la inducción hipnótica. i

Prueba de entrecruzamiento de los dedos.

Se sitúa al paciente sentado o de pie y con las manos de los dedos entrecruzados y apretados. Las manos pueden estar extendidas o flexionadas a nivel del pecho. El operador con sus manos aprieta las del sujeto sugiriendo: Tus manos se van apretando cada vez más... hay una fuerza que hace que tus dedos se aprieten cada vez más... cada vez están más pegados... cómodamente pegados... rígidamente pegados... Se repite varias veces la sugerencia. Cuando cuente tres abrirás tus parpado y tus manos estarán completamente pegadas... mientras más trates de separarlas más pegadas estarán... En esta situación vamos observando cómo los dedos entrecruzados cambian de colocación mostrándose más isquémicos a medida que más aprieta. Se sugiere: Mientras más trate de separarlos más pegados están.... Inténtalo y verás que no podrá.... Si el paciente trata de separarlos y no puede la prueba es positiva. Para separarlos damos sugerencias a la inversa y las manos del paciente se van aflojando. Se sugiere: cuando cuente tres estarán completamente separadas.

Prueba de levitación del brazo.

Colocamos al paciente de pie o sentado. Si es de pie, el brazo descansa al lado del cuerpo y si es sentado el brazo lo hace en su pierna o en el brazo del sillón. Se le indica al paciente cerrar los ojos, seguidamente se sugiere: Tu cuerpo se siente bien... relajado... cómodo... tranquilo... a medida que tu cuerpo se sienta más tranquilo y relajado, tu mano derecha o izquierda pesa menos... Se repite varias veces. Se sugiere: cuando cuente hasta tres su mano ya no pesará nada y comenzará a flotar, a levantarse. Cuento uno y tu mano pesa menos... cuento dos y pesa aún menos... y cuento tres y tu mano no pesa nada y comienza a flotar... Si el paciente lo hace la prueba es positiva. Para terminar se sugiere en sentido inverso. Su mano va tomando el peso normal y comienza a descender. Cuando cuente tres habrá tomado su peso normal y descenderá completamente.

Grados, estadíos, períodos o niveles de profundidad hipnótica.

Aproximadamente el 90% de los sujetos son hipnotizables pero no en todos se logra igual profundidad hipnótica; de ahí que los hipnólogos desde la Primera Escuela de París hasta nuestros días hayan realizado numerosas clasificaciones en diferentes grados o niveles de profundidad tomando como referencia las características psico-fisiológicas en cada estadío.

Si bien el paso de un nivel a otro carece de límites precisos, sí existe una marcada diferencia entre un estado ligero y otro profundo.

Distintos autores han descrito un número variable de estadíos o niveles de profundidad hipnótica. A continuación expondremos algunos de ellos:

Charcot en la Primera Escuela de Hipnosis de Paris describe tres niveles: letargia, catalepsia, sonambulismo, Berhein y Liebeanet (1880-1885) describe cinco niveles: somnolencia, sueño ligero, sueño más profundo, sonambulismo. S. Shaw (1958) habla de cuatro niveles: hipnoide, trance leve, trance medio, trance profundo. Duprat (1958) describe cinco niveles: muy leve, leve, mediano, profundo, muy profundo.

Hilgar en su estudio de susceptibilidad encontró que un 10% de sujetos no son susceptibles a la hipnosis, por lo tanto un 90% de las personas sí, de ése total, el 30% alcanza el tercer nivel de profundidad, otro 30% alcanza el segundo nivel y el otro 30% restante no sobrepasa el primer nivel.

Reagrupando las estadísticas de Berhein y Liebeault en tres niveles y con la experiencia de otros autores y la nuestra podemos decir que del total de sujetos hipnotizables (90%) de un 10% a un 30% alcanzaron el nivel III de profundidad, una mayoría entre el 40% y el 50% logró el nivel II y de un 10% a un 20% no sobrepasaba el nivel I.

En 1971 después de haber analizado y valorado varias clasificaciones de diferentes autores así como el comportamiento de diferentes pacientes con el empleo de la hipnosis consideramos que la clasificación clínica de tres niveles de profundidad era la más útil y confeccionamos una que es la que utilizamos

.

Clasificación clínica práctica de tres niveles de profundidad hipnótica, propuesta para estomatología quirúrgica (exodoncia), y ampliada posteriormente. Dr. Soto (1971).

Nivel I

-Relajación leve del cuerpo.
-Pesadez palpebral.

Nivel II

-Relajación moderada del cuerpo.
-Catalepsia de los párpados cerrados.
-Catalepsia de los miembros superiores.
-Analgesia superficial.
-Anestesia superficial de piel y mucosas comprobadas por punción con aguja.
-Catalepsia de los músculos.
-Catalepsia con boca abierta.
-Cumplimiento de sugerencias post-hipnóticas simples.

Nivel III

-Relajación mayor del cuerpo.
-Catalepsia con párpados cerrados.
-Catalepsia con párpados abiertos.
-Inhibición del reflejo palpebral comprobada mediante estimulación con el dedo índice.

-Convergencia e inmovilidad de los globos oculares.
-Catalepsia de los miembros.
-Catalepsia total sugerida.
-Anestesia profunda. Se comprueba atravesando una aguja.
-Cumplimiento de sugestiones trans y
post- hipnóticas complicadas.
-Amnesia e hipermnesia.
-Distorsión de la senso-percepción.
-Analgesia profunda.
-Regresión.

— Capítulo IV —

Métodos de inducción hipnótica

Es el conjunto de procedimientos o técnicas empleados en un sujeto para lograr la hipnosis.

Sabemos que hay algunos sujetos que no son sugestionables o influenciables a la hipnosis. Estudios realizados por Berhein (1880) muestran un 2.6%, Libeault en 1884 un 7.9% e Hilgard (siglo XX), un 10%.

Nuestra experiencia (1971) muestra un 9.8%. Podemos decir entonces que hay un porciento de sujetos que oscila entre el 2% y el 10% que no son susceptibles a la hipnosis y del 90% aproximadamente de sujetos en que se puede inducir la hipnosis no todos alcanzan la misma profundidad, la cual es clasificada en tres niveles según expresamos en el capítulo referente a los niveles de profundidad. Hilgar encontró que de cada 100 pacientes había un promedio de un 10% no susceptible a la hipnosis, del 90% un 30% no sobrepasa el primer nivel, un 30% se logra un II nivel y el 30 % restante alcanza el III nivel. Estudios nuestros son bastantes similares.

A través de los años se han empleado diferentes métodos para lograr el estado hipnótico. Todos se fundamentan en la repetición de una serie de estímulos sensoriales, auditivos, táctiles y visuales en los que predomina la sugestión verbal. A continuación expondremos algunas de ellos.

Métodos primitivos

En rituales mediante estímulos rítmicos a través de sonidos, canto, música, danza, palmadas, toques de tambor, colocación de las manos (pasar las manos), pases, fricciones se alcanzaba un estado de trance (hipnosis) parecido al sueño con fines terapéuticos o religiosos.

Método de Frank Antón Mesmer (siglo XVIII) 1778

Colocaba las manos sobre los hombros del sujeto deslizándolas a lo largo de los brazos hasta las manos, **"pases magnéticos"** realizándolo varias veces. Seguidamente los dedos de su mano izquierda los colocaba en la sien del sujeto y con la otra continuaba los pases por el cuerpo hasta lograr el "sueño magnético".

En realidad empleaba la sugestión verbal aunque esta se desconocía en aquel momento.

Método del Marquez de Poysegur (1751-1825)

Situaba al sujeto sentado o de pie y se realizaba sugestiones verbales de relajación y sueño además de los pases y lograba un estado análogo a un "sueño magnético" que denominó **sonambulismo artificial** provocado.

Método del Abate Faría (1813)

Con el sujeto sentado pedía que lo mirara fijamente a los ojos (fascinación) o que lo hiciera a una de sus manos pasados algunos segundos. Cuando sus párpados comenzaban a cansarse les sugería verbalmente que durmiera.

Método de James Brard (1842)

Con el sujeto sentado o de pie se colocaba un punto brillante delante del sujeto por encima del nivel de los ojos a 50 cm aproximadamente. Le hacía mirar fijamente (fijación ocular), provocando un cansancio ocular en el que el sujeto podía cerrar los ojos por sí solos o ser ayudado con el dedo índice y pulgar de la mano izquierda dando sugerencias de "sueño" y logrando así un estado similar al sueño magnético al que denominó por primera vez "Hipnosis".

Método de Charcot (1880)

Producía un sonido intenso mediante un gong o un diapasón que ocasionaba temor al sujeto (Métodos de petrificación por miedo), añadiendo un estímulo luminoso repetitivo y el estímulo rítmico del tambor. Al ser atraída la atención del paciente aplicaba la sugestión verbal.

Método de Liebealt (1866)

Sentado o de pie el sujeto apoyaba su mano en la frente del sujeto comenzando la sugerencia de dormir con una voz fuerte y rítmica.

Método de Noiset y Bertrand (1820)

A partir del sueño fisiológico profundo comenzaba a realizar sugestiones verbales en voz baja y rítmica como la siguiente: comienza a escuchar la voz del operador y permanecerá dormido.

Método de Berhein. (1880)

Sentado o acostado se le indicaba al sujeto que mirara fijamente a sus ojos (fascinación) y a continuación iniciaban las sugerencias verbales de que sus párpados comenzaban a sentirse pesados, su cuerpo relajado, descansado, su mente tranquila. Se repetían tantas veces como fuera necesario, hasta que el paciente caía en estado hipnótico.

Método de Narcohipnosis. (1881)

Chamber en 1881 utilizó gotas de cloroformo, morfina y nitropental. Se utilizaban poco porque podían crear hábito o reacciones indeseables.

Método de Electrohipnosis

Se colocaban electrodos en la frente y cuello del paciente y se administraba corriente de baja intensidad en el rango de los mili amperes lográndose el sueño.

Hiperventilación (1872)

Se sugería al sujeto que respirara profundamente de tres a cinco minutos, lo cual provocaba alcalosis (autointoxicación) con disminución de la conciencia, aumentaba la sugestibilidad llevando al sujeto a un estado parecido al trance hipnótico. No se recomendaba por posibles complicaciones.

Método ideomotora. (Milton Erickson)

Se colocaba al sujeto sentado con los ojos cerrados y con las manos descansando en los miembros inferiores. Se sugería que su mente se concentrara en su mano derecha y que esta comenzaría a levantarse ya que pesaba muy poco. Cuando se comenzaba a levantar la mano se daban sugerencias de dormir.

Otros métodos

Las pruebas de susceptibilidad, balanceo postural, oscilación, pesadez palpebral, levitación del miembro superior, fijación de la mirada y otros. Solos o combinados, unidos a la sugestión verbal pueden constituir métodos de inducción hipnótica.

Podemos resumir que la hipnosis se produce por repetición constante de una serie de estímulos sensoriales rítmicos y monótonos que pueden ser auditivos, visuales o táctiles. Los métodos actuales son combinaciones de varios donde el estímulo verbal está presente como elemento fundamental en los seres humanos.

En los estímulos auditivos se realizan fundamentalmente por la sugestión verbal rítmica, monótona, persuasiva que sugiera relajación, pesadez, sueño, aunque se puede reforzar con estímulos monótonos y rítmicos como puede ser la música, el tic-tac de un reloj, el sonido de los tambores en rituales así como por equipos electrónicos confeccionados al efecto.

Los estímulos visuales como el mirar fijamente a un punto determinado por encima del nivel de los ojos establece una tensión en ellos, lo cual produce fatiga retiniana, visión borrosa y cansancio en los ojos, a la vez que se sugiere pesadez palpebral hasta que se puedan cerrar los mismos. Existen otros estímulos visuales como el péndulo oscilante, discos rotatorios, etc. que inducen a la concentración y a un estrechamiento de la conciencia.

Los estímulos táctiles consisten en tocar, presionar, frotar, aplicar masajes y pases en determinadas zonas de la piel del paciente con nuestras manos particularmente en la cabeza, frente, ojos y región del cuello y pulgares que producen efectos soporíficos.

En la vida cotidiana existen estímulos que pueden producirnos fatiga sensorial y sueño hipnótico como pueden ser: oír conferencias largas, escuchar sermones aburridos, ver televisión, manejar tramos largos en carretera, escuchar sonidos rítmicos y monótonos que se producen al viajar en el tren o el sonido que produce el viento sobre los árboles y el de las olas del mar.

Como hemos visto casi todos los métodos de inducción hipnótica dependen de la combinación de estímulos auditivos, visuales y táctiles para producir fatiga sensorial constituyendo un proceso psico-anatómico-fisiológico.

Nuestro método de Inducción Hipnótica se describe en el capítulo V.

— Capítulo V —

Nuestro procedimiento para el empleo de la hipnósis en pacientes de cirugía bucomaxilofacial

SELECCIÓN DEL PACIENTE:

CONFECCIÓN DE HISTORIA CLÍNICA.
La hipnosis no se emplea en todos los pacientes que llegan a la consulta de Cirugía Maxilofacial, debe aplicarse en aquellos que consideramos presenten algún motivo que justifique su uso basado en nuestras experiencias de más de 30 años aplicando la hipnosis. Estos son:

Pacientes con antecedentes de reacciones desfavorables a los anestésicos locales "ALERGIA" que requieren tratamiento quirúrgico. En estos casos se puede utilizar la hipnosis como sustituto del anestésico o complemento de substancias antihistamínicas. (Ver Capítulo VI, Experiencia 2)

TEMOR EXCESIVO O FOBIA al tratamiento quirúrgico. Existen pacientes que presentan un temor excesivo al tratamiento quirúrgico estomatológico que dificulta o impide este. En tal sentido la hipnosis es útil como complemento del tratamiento quirúrgico para disminuir o eliminar dicho temor y permitir o facilitar el tratamiento. (Ver Capítulo VI, Experiencia 2.) HIPERTENSOS Y CARDIÓPATAS que requieren tratamiento quirúrgico. En estos pacientes la hipnosis es útil como auxiliar del tratamiento quirúrgico para controlar la tensión arterial y los signos vitales.Esta permite además una preparación psicológica pre-operatoria donde se disminuye el temor, la ansiedad y el estrés para el día de la operación mediante sugerencias trans y post-hipnóticas. (Ver Capítulo VI, Experiencia 2).

Pacientes con PROCESOS INFECCIOSOS, que requieran tratamiento quirúrgico y donde se dificulte o impida la plena acción del anestésico local. (periodontitis, abscesos celulitis Facial) (Ver Capítulo VI Experiencia 2).

Pacientes con UMBRALES DE DOLOR MUY BAJOS. En este caso la hipnosis sirve para elevar el Umbral del Dolor en pacientes que requieren tratamientos quirúrgicos o presentan dolores en la región maxilofacial que no responden a los tratamientos establecidos debido a un componente emocional elevado. (Ver Capítulo VI, experiencia 3).

En pacientes que presenten HÁBITOS NOCIVOS que afectan el componente máxilofacial como la lengua protráctil. En pacientes de cirugía Ortognática este hábito puede provocar adaquia anterior, prognatismo dento-alveolar o mandibular. Cuando un paciente nos llega a consulta y presenta ese habito debemos tratarlo para erradicarlo y lograr así que los tratamientos ortodónticos y/o quirúrgicos tengan éxito. (Ver Capítulo VI, Experiencia 4).

El BRUXISMO es un hábito que puede provocar disfunción dolorosa de la A.T.M. o hipertrofia de los músculos masticadores. (Ver Capítulo VI, Experiencia 5).

En pacientes con TRISMO PROLONGADO O PERSISTENTE. Si no se trata puede conllevar a una anquilosis con dificultad permanente para la apertura bucal y requerir de un tratamiento quirúrgico. (Ver Capítulo VI, experiencia 6)

En pacientes que padecen de LIPOTIMIA es efectivo como emergencia y preventivo y como complemento o auxiliar del tratamiento. (Capítulo VI, Experiencia 7).

Cuando encontramos en el paciente de consulta algunos de los motivos que justifique el empleo de la hipnosis se le propone el empleo de la misma brindándole una explicación exhaustiva; con palabras sencillas se le dice en qué consiste, se le dice que es una técnica inocua, que no corre ningún riesgo y que será en su beneficio, que es un estado parecido al sueño, pero no es sueño ni vigilia, que no perderá la conciencia en ningún momento, que si oye ruidos a su alrededor le serán indiferentes. Se le dice que hará caso solamente a mis palabras, que no se hará ningún procedimiento en contra de su integridad con fines de ridiculizarlo, que todo será con fines terapéuticos, desarrollando sus propias facultades con fin de beneficiarlo. En conclusión se evacuan dudas y temores. Debe ser una persona que no presente trastornos severos de personalidad, epilepsia u oligofrenia que contraindique la hipnosis. Es importante establecer una buena relación médico-paciente.

Seguidamente se le propone al paciente el empleo de la hipnosis; si el paciente está de acuerdo con el tratamiento propuesto se le solicita que firme un consentimiento informado. (fig.1).

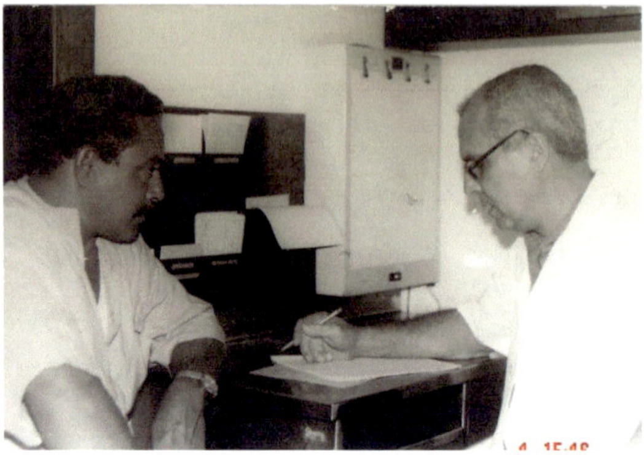

Fig.1.Paciente en consulta donde se realiza confección de Historia clínica y firma del consentimiento informado.

SI el paciente está de acuerdo proseguimos con las pruebas de sugestibilidad ó susceptibilidad. Se le explica al paciente que le realizaremos unas pruebas o ejercicios de pie que no constituye hipnosis y no le harán ningún daño, que todo lo que hagamos es en su beneficio, se le explica que estas pruebas nos dan una idea de la respuesta positiva a la hipnosis, se le dice que permanecerá tranquilo, que no irá ni a favor ni en contra. Nosotros las empleamos previa a la primera inducción hipnótica, en las siguientes inducciones no la utilizamos.

Existen numerosas pruebas de susceptibilidad, nosotros consideramos que estas cuatro pruebas son suficientes:

. Caída del Brazo

. Pesadez palpebral

. Inclinación del cuerpo

. Oscilación lateral

Prueba de caída del brazo.

El profesional le explica al paciente en que consiste esta prueba, que extenderá su mano izquierda hacia un lado y esta se apoyará sobre su mano derecha y cuando la retire esta caerá.

Se coloca al paciente parado con los pies unidos y mirando hacia el frente, nos situamos de frente y hacia el costado izquierdo del mismo, le levantamos el brazo izquierdo lateralmente con nuestra mano derecha y lo sostenemos, nuestra mano izquierda se coloca encima del hombro izquierdo

Seguidamente sugerimos: tu brazo se siente pesado... cómodamente pesado...y descansa en mi mano... cuando cuente tres y yo retire mi mano tu su brazo caerá rápidamente, cuento uno...cuento dos... y cuento tres...tu brazo cae... Si lo hace, la prueba resulta positiva. De no caer de primera instancia debe repetirse varias veces hasta obtener el objetivo. Si no se logra, la prueba resulta negativa. (Fig. 2).

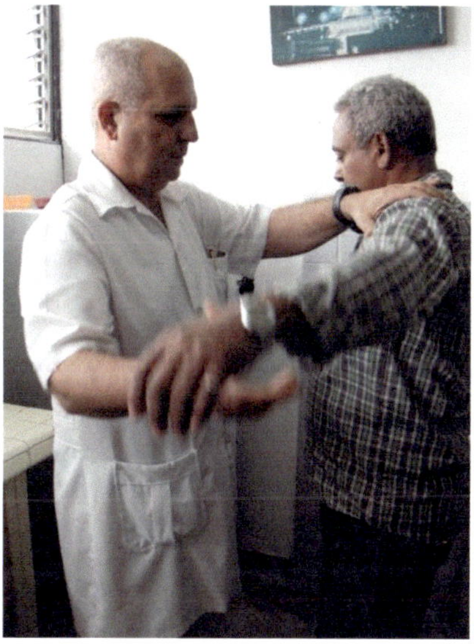

Fig.2. Prueba de caída del brazo.

Prueba de catalepsia o pesadez de los párpados.

En igual posición de pie, se le sugiere al paciente que cierre sus párpados. Seguidamente colocamos nuestros dedos índice y pulgar sobre los párpados del sujeto a la vez que se sugiere: tus párpados te pesan... se van sintiendo cómodamente pesados...pegados... Repetimos varias veces las sugerencias y decimos: Te sientes bien, con los párpados cerrados, pegados...mientras más trates de abrirlos más pegados estarán... Después de retirar nuestros dedos y la sugestión, si el paciente tiene dificultad para la apertura entonces la prueba es positiva. Para eliminar el estado de pesadez palpebral hacemos sugestiones a la inversa. Te sientes bien con los párpados cerrados pero te sentirás mejor cuando los abras. Cuando cuente tres la sensación de pesadez de tus párpados, habrá desaparecido: cuento uno... y comienza a desaparecer la sensación de pesadez de tus parpados... cuento dos... y desaparece aún más la sensación de pesadez de tus parpados...y cuento tres...y ha desaparecido la sensación de pesa tus parpados... tus parpados se abren. (Fig. 3).

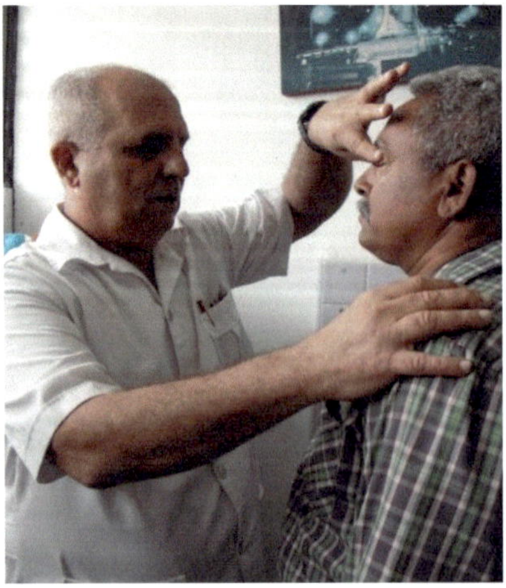

Fig.3. Prueba de pesadez palpebral.

Prueba de inclinación del cuerpo hacia atrás o caída del cuerpo hacia atrás.

Se coloca igualmente al paciente de pie y con los ojos cerrados. El hipnólogo se coloca detrás del paciente apoyando ligeramente sus manos en la espalda. Se comienza a sugerir: Tu cuerpo se siente cómodo...tranquilo... relajado...se va aflojando cada vez más... Hacemos una ligera presión en la espalda y se sugiere: tu cuerpo se inclina hacia atrás a medida que retiro mis manos... tu cuerpo sigue mis manos...aunque se incline no se cae, ya que mis manos sostienen su cuerpo...Si el paciente se inclina sin dificultad la prueba es positiva. Sugiero en vez de caída, inclinación y siempre dispuesto a sujetar al paciente ya que un paciente altamente susceptible, si no lo sostenemos puede caer violentamente y originar un accidente desagradable como trauma en la espalda o cráneo. Cuando el paciente se inclina y su cuerpo descansa sobre nuestras manos, la prueba es positiva y comienzo a sugerir a la inversa. Su cuerpo se reclina hacia delante tomando su posición original, repitiéndolo varias veces. (Fig. 4).

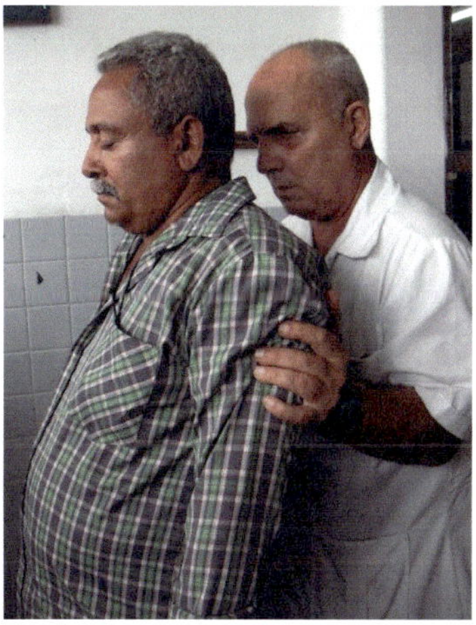

Fig.4. Prueba de inclinación del cuerpo o caída hacia atrás.

Prueba de oscilación lateral.

Colocamos al paciente parado con las piernas unidas y la cabeza ligeramente inclinada y los brazos descansados al lado de su cuerpo, se le dice que no tenga temor. Le indicamos que cierre los ojos. El profesional se sitúa al frente del paciente y coloca sus manos a ambos lados de los brazos del paciente. Se comienza a sugerir te sientes bien...Tu cuerpo se encuentra relajado... cómodamente relajado... tus parpados pesados...tus brazos relajados...descansan al lado de tu cuerpo...cuando cuente tres tu cuerpo comienza a inclinarse hacia el lado izquierdo... nuestra mano derecha la separamos ligeramente y después se sugiere inclinación hacia el lado derecho haciendo lo inverso con nuestras mano izquierda. Tu cuerpo se inclina hacia un lado... y hacia otro...tu cuerpo oscila...y no se cae. Continuamos haciendo sugerencias de que su cuerpo oscila hacia un lado y hacia otro y circularmente. Cuando alejamos ambas manos de los brazos del paciente y continúa oscilando automáticamente la prueba es positiva. Para finalizar hacemos sugerencias a la inversa: Te sientes bien y te sentirás mejor cuando deje de oscilar: Cuando cuente tres tu cuerpo dejará de oscilar: cuento uno...y comienza a dejar de oscilar...cuento dos...y disminuye aún más la oscilación...y cuento tres...y ha dejado de oscilar... ... (fig. 5).

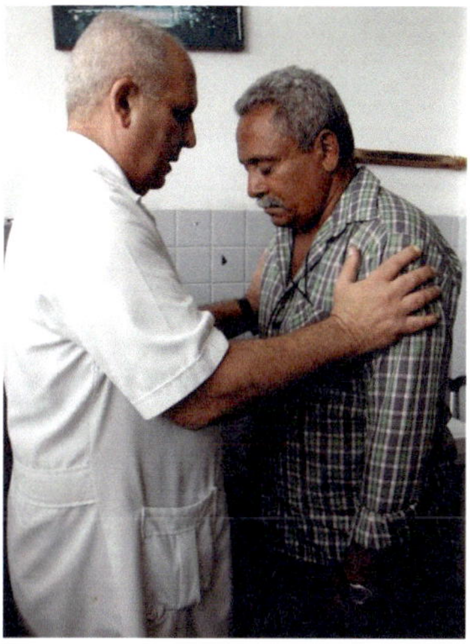

Fig.5. Prueba de Oscilación lateral.

Estas pruebas si son positivas nos indican que el paciente responderá favorablemente a la inducción hipnótica. Si el paciente responde positivamente a dichas pruebas lo incluimos para el tratamiento, si no responde, lo excluimos y no continuamos con la inducción hipnótica.

Después de ser positivas las cuatro pruebas de susceptibilidad continuamos con la INDUCCIÓN HIPNÓTICA. Este es el conjunto de procedimientos, técnicas o métodos empleados en un sujeto para lograr la hipnosis.

NUESTRO MÉTODO DE INDUCCIÓN HIPNÓTICA.

Sentamos cómodamente al paciente en el sillón de estomatología en la consulta. (Fig. 6).

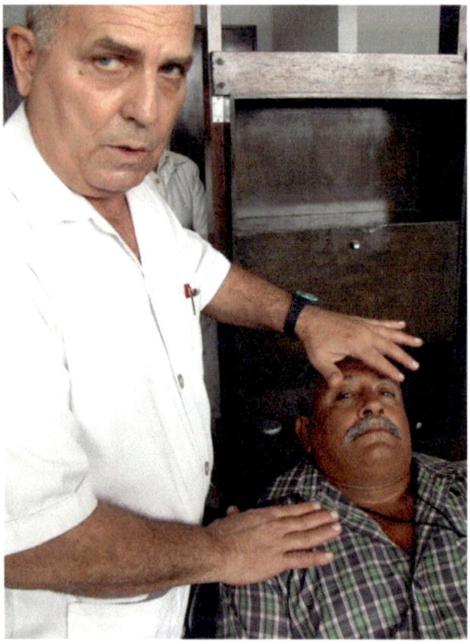

Fig.6. Colocación del paciente y operador.

Nos situamos de pie al lado derecho del paciente y colocamos nuestra mano izquierda en la frente del mismo.Con nuestro dedo índice y pulgar presionamos ligeramente sobre sus ojos. .(Fig.7).

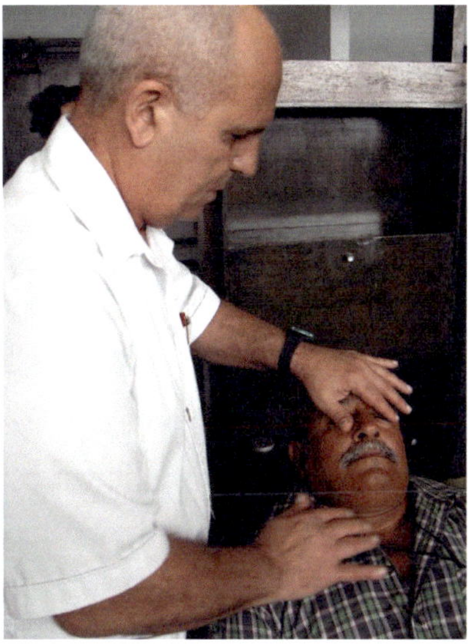

Fig. 7. Continuación de la inducción.

Nuestra mano derecha la colocamos en el pecho del paciente y comenzamos las sugerencias con un tono de voz baja, rítmica y monótona: Tus párpados te pesan…se sienten cómodamente pesados…tu cuerpo, brazos y piernas se van sintiendo cómodos… más cómodamente pesados…más relajados…cada más cómodos… más pesados…más relajados… Simultáneamente nuestra mano derecha la voy desplazando con ligera presión en el mismo sentido en que doy las sugestiones (estímulo táctil) y continúo dando las sugestiones: Tu cuerpo se siente cómodamente dormido… tu mente se encuentra descansada… el estímulo táctil con la mano derecha debe corresponderse con la sugestión verbal

Dichas palabras, que tienen que llegar con determinada frecuencia a la corteza cerebral del sujeto de forma rítmica y monótona, con entonación y flexión, son similares pero diferente para cada persona.

La palabra en los seres humanos constituye un estímulo que tiene un contenido semántico y sonoro por tal motivo lo más importante para lograr la hipnosis no es lo que se dice, sino cómo se dice, la frecuencia y sonoridad para cada sujeto se adquiere con la experiencia a través de la practica (intuición).

Se pueden repetir las sugestiones tantas veces como sea necesario y emplear diferentes palabras con similar significado tales como: te sientes muy bien en este estado...cuando cuente tres tu cuerpo se sentirá más profundamente dormido; cuento uno y tu cuerpo se va sintiendo más profundamente dormido...cuento dos y se siente aún más dormido...y cuento tres y te encuentras cómodamente dormido. Seguidamente hacemos una EVALUACIÓN CLÍNICA DEL GRADO DE PROFUNDIDAD alcanzado basado en los tres niveles propuestos tomando como referencia los elementos clínicos más significativos que ya fueron descritos anteriormente. Esta evaluación la realizamos en la consulta basada en la en la clasificación propuesta en 1971 y presentada en el la primera jornada nacional de hipnosis. (Ver capitulo III referente a niveles de profundidad.)

Valoración clínica de los niveles de profundidad hipnótica.

Tomo uno de los brazos del paciente, lo levanto y lo coloco en una posición y sugiero: tu brazo se mantiene cómodamente en esta posición...rígidamente en esta posición...cómodamente en esta posición.

Se sugiere que al retirar nuestra mano éste permanecerá en dicha posición. Si al retirar nuestra mano, el brazo del paciente cae rápidamente, el paciente se encuentra en un NIVEL I de profundidad, en que solamente hay PESADEZ PALPEBRAL Y RELAJACIÓN DEL CUERPO.

Si al retirar nuestra mano el brazo se mantiene en posición, se evidencia la CATALEPSIA DE LOS MIEMBROS SUPERIORES, seguidamente sugerimos frialdad o adormecimiento en una zona de la piel, a la vez que se estimula con nuestros dedos (estímulos táctiles), se presiona con nuestro dedo índice y pulgar dicha zona sugiriendo que mientras más presiono más tranquilo está y más fría y dormida se encuentra esta zona. (Fig. 8).

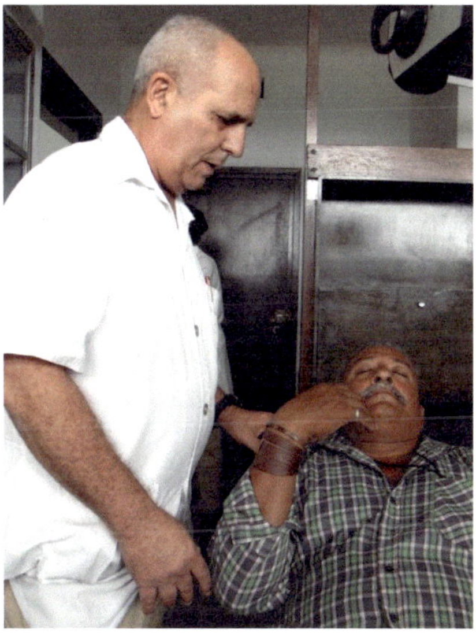

Fig.8. Catalepsia del miembro superior.

Al mismo tiempo frotamos con nuestros dedos y atravesamos una aguja en la piel, si el paciente permanece tranquilo se comprueba la anestesia superficial. La evidencia dada por la catalepsia de los miembros superiores e insensibilidad en la piel al atravesar la aguja son las referencias clínicas más importantes para determinar nivel II de profundidad hipnótica. (Fig. 9).

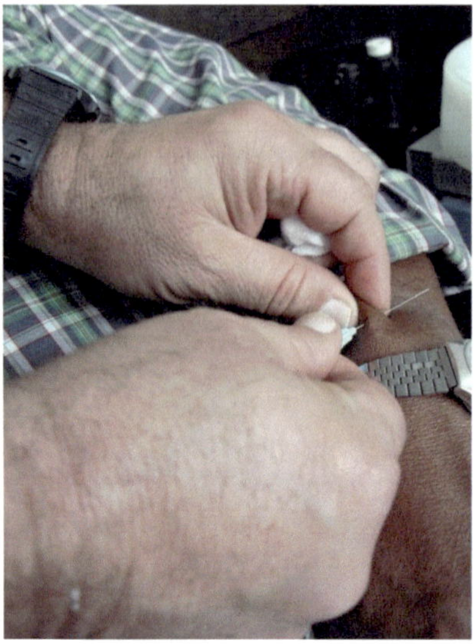

Fig.9.Se comprueba pérdida de sensibilidad atravesando aguja en piel.

A continuación se sugiere que su mano va bajando lentamente y que cuando baje va a quedar más profundamente dormido.

Cuando el paciente además de la catalepsia de los miembros superiores e insensibilidad cutánea se le sugiere que cuando cuente tres sus parpados se abrirán y permanecerá en este estado se logra catalepsia con los parpados abiertos y observamos inhibición del reflejo palpebral comprobada mediante estímulo con nuestro dedo índice, vemos además convergencia den los globos oculares y comprobamos anestésia profunda atravesando una aguja en piel y tejido más profundo. Si el paciente permanece tranquilo este ha alcanzado el III nivel de profundidad necesario para utilizar la hipnosis como sustituto del anestésico (hipnoanestésia). En dicho nivel podemos realizar cualquier tipo de intervención quirúrgica y son más efectivas todas las terapias.

Este nivel III es el que siempre quisiéramos alcanzar con el paciente, pero sabemos que se logra entre un diez y un treinta por ciento del total de los pacientes.

Preparación del paciente bajo hipnosis para ser operado como sustituto del anestésico mediante sugerencias trans y post hipnóticas. En consulta previa al día de la intervención realizamos de tres a seis inducciones con hipnosis.

Sugerimos al paciente en la primera consulta que cuando vuelva a las próximas consultas y se siente en el sillón. Nosotros colocaremos nuestra mano en su frente y quedará en estado de hipnosis, esto constituye un **signo- señal**, que es un reflejo condicionado que actúa como una sugerencia post-hipnótica para ser cumplida por el paciente el proximo día de consulta y así poder realizar la hipnosis rápidamente ahorrándole al operador tiempo y esfuerzo. Una vez que comprobamos el nivel III de profundidad hipnótica alcanzado y se mantiene dicho nivel después de sugerir frialdad o adormecimiento en la piel del brazo del sujeto y atravesamos una aguja en la piel y tejido celular subcutáneo le damos sugerencias post-hipnótica para ser cumplidos el día de la intervención. Se sugiere: tu cuerpo se siente bien y se sentirá mejor el día de la intervención, te sentirás muy bien, no tendrás dolor ni molestias. Se repiten las sugerencias varias veces. Hacemos una sugerencia post-hipnótica (Signo–Señal) para ser cumplida el día de la operación: cuando yo coloque mi mano en tu frente quedarás profundamente dormido. En los pacientes que solo alcancen el nivel I y II se puede utilizar la hipnosis como complemento o auxiliar del tratamiento.

Para despertar al paciente damos sugerencias a la inversa como sigue: te sientes bien en este estado y cuando despiertes te sentirás mejor…más descansado y relajado. Cuando cuente tres la sensación de pesadez de tus piernas, brazos y párpados habrá desaparecido y tus párpados se abrirán. Cuento uno y comienza a desaparecer la sensación de pesadez de tus piernas, brazos y párpados...cuento dos y desaparece aún más...y cuento tres y ha desaparecido la sensación de pesadez de tus piernas, brazos y párpados...Tus párpados se abren. Se realizan entre tres y seis sesiones.

Es posible que los pacientes altamente susceptibles se sientan muy bien en ese estado y no regresen después de las primeras sugerencias de despertar. No debemos temer repetirlas con más énfasis empleando un tono de voz más vigoroso acompañándola de estímulos táctiles según las sugerencias hasta que el paciente regrese al estado de vigilia, lo haremos las veces que sean necesarias.

El día de la intervención se realiza la inducción hipnótica mediante la utilización del Signo-Señal, coloco mi mano en su frente y el paciente queda profundamente dormido continuamos dando sugerencias similares al que dimos en consulta para la inducción hipnótica y el paciente queda profundamente dormido. Continuamos dando sugerencias similares a la que dimos en la consulta para la inducción hipnótica. (Fig. 10) y (Fig. 11).

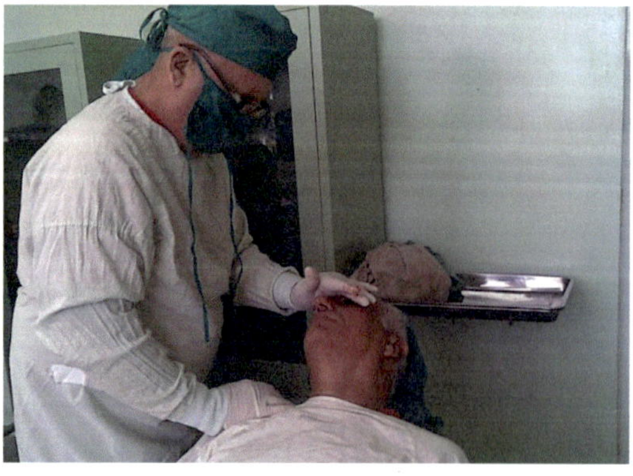

Fig.10. Inducción hipnótica mediante signo-señal.

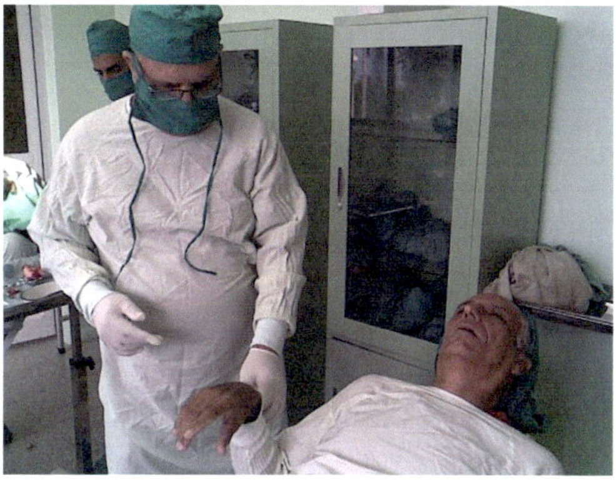

Fig.11. Se comprueba la catalepsia en el miembro superior derecho.

Se sugiere frialdad y adormecimiento en piel y mucosa en zona de la boca (zona a intervenir), y se comprueba la anestesia sugerida mediante punción con agujas. (Fig. 12).

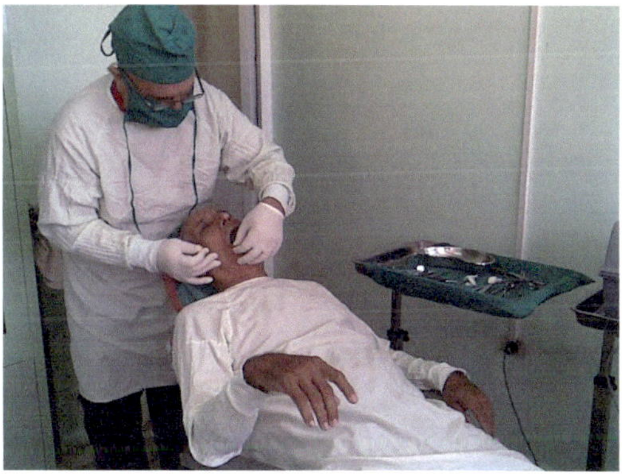

Fig. 12. Se comprueba y mantiene el III nivel de profundidad.

Se señala y se continúa dando sugerencia de adormecimiento en el diente a extraer, (Fig. 13).

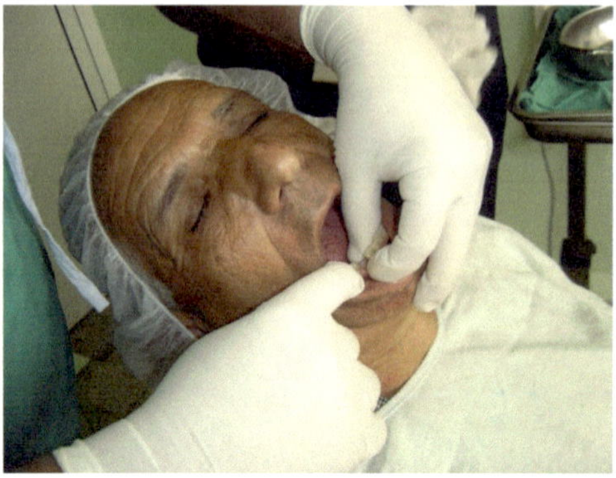

Fig.13. Se incrementa la anestesia sugerida en la zona y diente a extraer.

Se realiza incisión con el bisturí y se dan estímulos verbales de tranquilidad para que el paciente permanezca tranquilo. (Fig. 14).

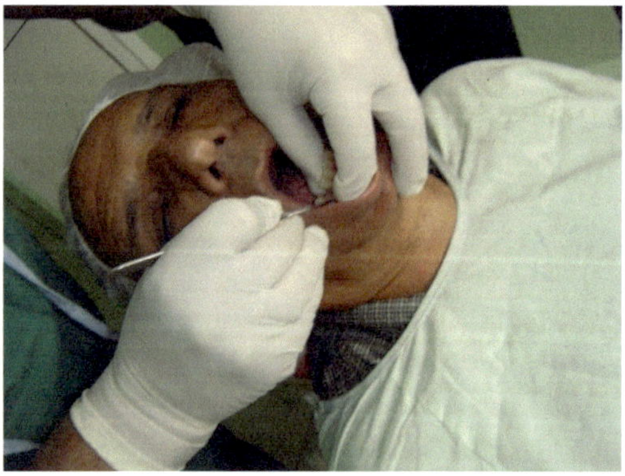

Fig. 14. Incisión alrededor del diente o dientes a extraer.

Realizamos las maniobras para la exodoncia u otra zona a operar. Estas tienen que ser cuidadosas y depuradas de tal forma que los estímulos que provoquemos sea menor que los que los sugerimos para mantener al paciente bajo anestesia hipnótica. (Fig. 15).

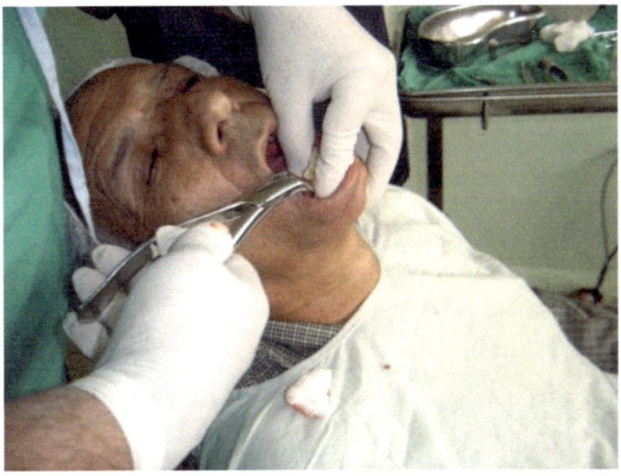

Fig.15. Exodoncia bajo hipnoanestésia en un nivel III de profundidad.

Se extrae el diente (Fig. 16).

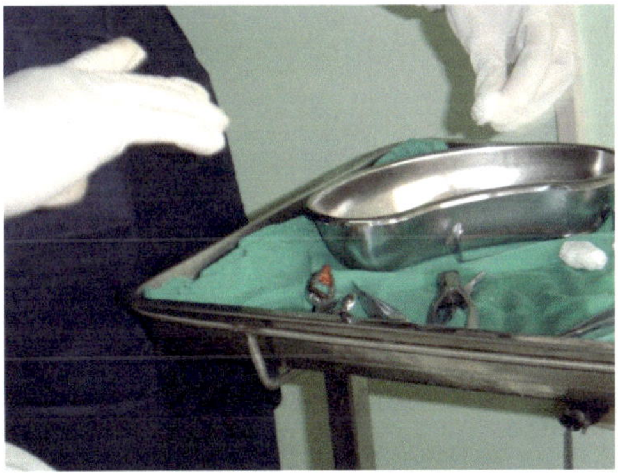

Fig.16. Diente extraído.

Se sutura bajo hipnosis y el paciente permanece tranquilo (Fig. 17).

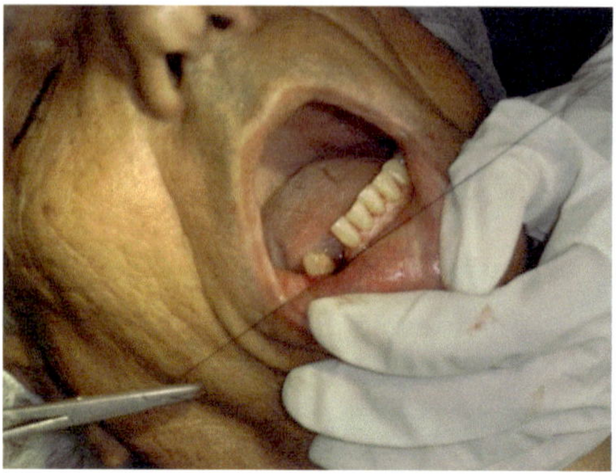

Fig.17. Sutura bajo hipnosis.

Se comprueba que el paciente mantiene el nivel de profundidad dada por catalepsia del miembro superior derecho. Se dan sugerencias post- hipnóticas como sigue: te sientes bien...tu circulación y respiración son perfectas...te sientes muy bien y te sentirás mejor cuando despiertes...no vas a tener dolor ni molestias. En este nivel de hipnosis se pueden dar sugerencias trans-hipnóticas de transportar la mente del paciente hacia un lugar agradable donde se sienta alegre. Se le sugiere: te sientes muy bien y te vas a sentir mejor, tu mente se traslada a un lugar agradable...te encuentras sentado en un cine...cuando cuente tres comenzarás a ver una película agradable y cómica que te hará reír...cuento uno...cuento dos...y cuento tres...y comienzas a ver una película muy agradable...divertida...y hace que te sientas alegre...y te rías. (Fig. 18).

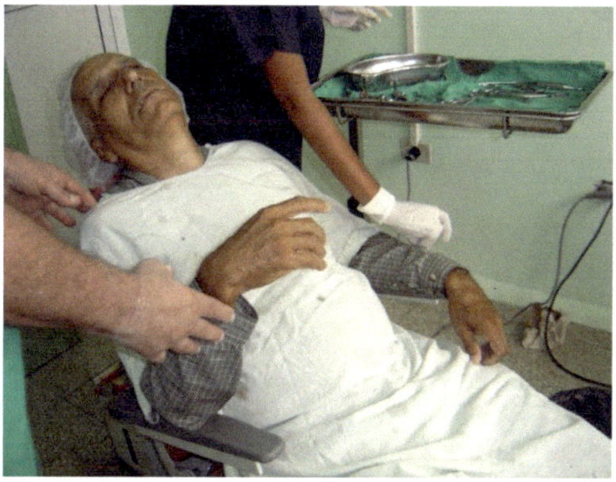

Fif.18. Se comprueba que el paciente mantiene el nivel II y III de profundidad dada por catalepsia del miembro superior.

Entonces el paciente comienza a visualizar la película en estado de hipnosis y se muestra sonriente. (Fig.19).

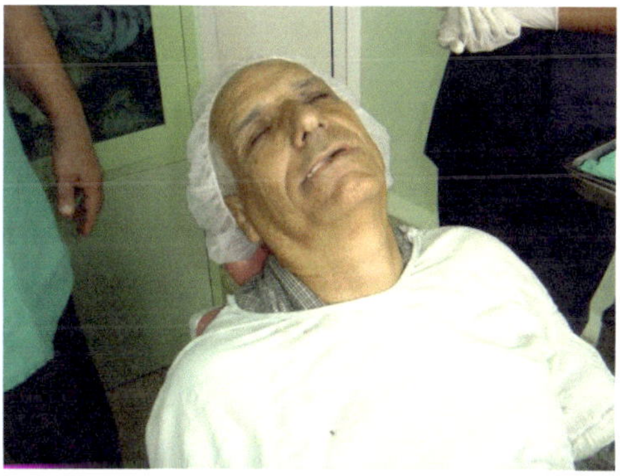

Fig.19. Se muestra sonriente al paciente en estado de hipnosis (Visualizando la película).

Se le sugiere al paciente que cuando cuente tres finalizará la película, dejará de reírse y se sentirá muy bien. En este estado se pueden dar sugerencias post-hipnóticas de que cuando despierte recordará o no la película.

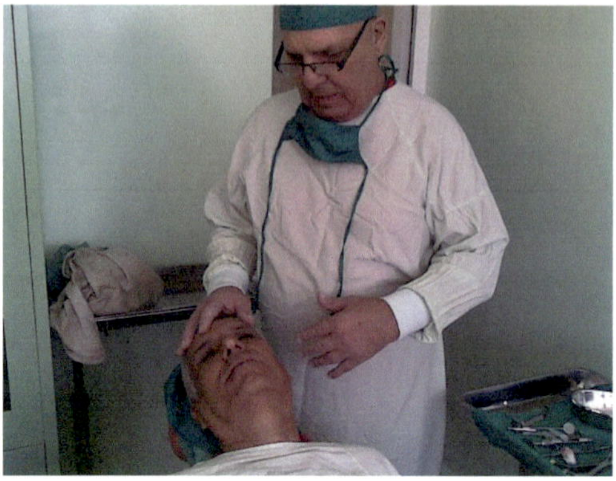

Fig. 20. El paciente ha dejado de reírse y se mantiene en hipnosis profunda.

Después de operado el paciente se le dan sugerencias post hipnóticas antes de despertar, se sugiere: todo ha sido agradable…te sientes muy bien y así te vas a sentir cuando despiertes.

Siempre se emplean palabras positivas que beneficien al paciente argumentando que su evolución post operatoria será satisfactoria sin dolor ni inflamación.

Seguidamente se continúan con las sugerencias finales para despertar: te sientes muy bien en ese estado…todo ha sido agradable…te vas a sentir mejor cuando despiertes… evolucionarás favorablemente… no tendrás dolor ni inflamación. Se repiten las sugestiones varias veces. Cuando cuente tres la sensación de pesadez de tus piernas brazos y parpados habrá desaparecido. Cuento uno y comienza a desaparecer la sensación de pesadez de tus piernas brazos y parpados… cuento dos y desaparece aún más la sensación de pesadez de tus piernas brazos y parpados y cuento tres y ha desaparecido la sensación de pesadez de tus piernas brazos y parpados… tus parpados se abren. El paciente despierta luego de la sugerencia hipnótica. (Fig. 21).

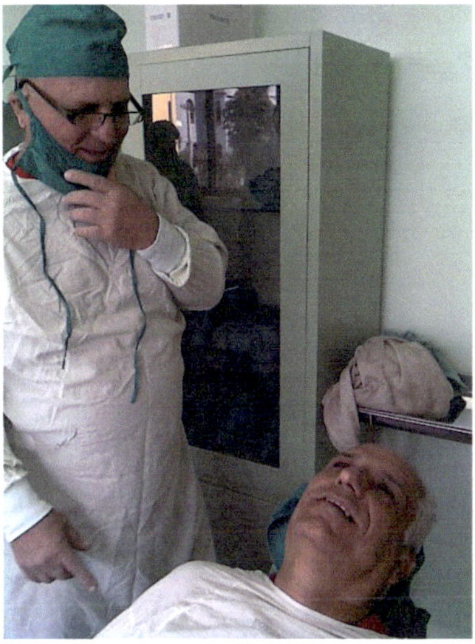

Fig. 21. Se muestra al paciente contento después de haberse finalizado la intervención quirúrgica exitosamente utilizando la hipnosis como sustituto del anestésico.

La hipnosis como sustituta del anestésico la podemos emplear en cualquier paciente que alcance y mantenga el nivel III de profundidad y de esta manera podemos realizar cualquier tipo de intervención quirúrgica. En pacientes que refieran reacciones desfavorables a los anestésicos y no alcancen dicho nivel podemos utilizar la hipnosis como complemento de substancias antihistamínicas (difenil-hidramina). La hipnósis en el nivel I y II es útil como complemento o auxiliar del tratamiento quirúrgico.(Ver Capitulo VI Experiencia 1y2).

En cualquiera de los tres niveles de hipnosis podemos utilizar la terapia mediante la palabra, estímulos táctiles o psicofisiológicos, pero es más efectiva en los niveles más profundos.

Esta terapia la utilizamos en pacientes con UMBRALES DE DOLOR MUY BAJOS. (Ver Capítulo Vi experiencia 3), LENGUA

PROTRACTIL, (Ver Capítulo VI Experiencia 4), BRUXISMO, (Ver Capítulo VI Experiencia5), TRISMO PROLONGADO,(Ver Capítulo VI Experiencia 6) y LIPOTIMIA (Capítulo VI Experiencia 7).

— Capítulo VI —

Experiencias con el empleo de la hipnosis en pacientes tratados.

Experiencia.1.
Hipnosis como anestésico en Estomatología quirúrgica (exodoncia). Según nivel de profundidad alcanzado.

En el periodo comprendido entre 1970-1972 laborando como profesor de exodoncia en las clínicas estomatológicas "Marcelo Salado" del Barrio Obrero y 5ta y 18 en Miramar, nos propusimos emplear la hipnosis como anestésico en exodoncia.

Seleccionamos a pacientes que requerían exodoncias en dicho período y se les propuso a cada uno el empleo de la hipnosis como anestésico, se les explicó con palabras sencillas en qué consistía evacuando dudas y temores; los que aceptaron lo hicieron mediante consentimiento informado.

A cada uno se le realizó una prueba de susceptibilidad consistente en caída hacia atrás o inclinación del cuerpo (Ver Capítulo V) se excluyeron aquellos en que resultó negativa esta prueba, considerados como no susceptibles y se incluyeron todos aquellos que respondieron positivamente a dicha prueba. La muestra quedó conformada por todos los incluidos. Después de ser positiva la prueba de susceptibilidad sentamos cómodamente a cada paciente en el sillón de estomatología y realizamos Inducción hipnótica previo a la intervención. (Ver Capitulo V). Una vez en estado de hipnosis se realizó una valoración clínica del nivel de profundidad alcanzado en tres niveles. (Ver capitulo V.)

Se realizaron tres sesiones de hipnosis a cada paciente, dos previo a la intervención y el otro el día de la intervención (exodoncia.).

y se ubico en el nivel correspondiente de profundidad hipnótica alcanzado

Clasificación Clínica que confeccionamos en III niveles para Estomatología quirúrgica (exodoncia) basada en nuestra experiencia y la clasificación de otros autores Dr. Soto (1970).

I Nivel

-Relajación leve del cuerpo.

-Pesadez palpebral.

II Nivel

-Relajación moderada del cuerpo.

-Catalepsia de los párpados cerrados.

-Catalepsia de los miembros superiores.

-Analgesia superficial.

-Anestesia superficial de piel y mucosas comprobadas por punción con aguja..

III Nivel

-Relajación mayor del cuerpo.

-Catalepsia con párpados cerrados.

-Catalepsia con párpados abiertos.

-Inhibición del reflejo palpebral comprobada mediante estimulación con el dedo índice.

-Convergencia e inmovilidad de los globos oculares.

-Catalepsia de los miembros.

-Catalepsia total sugerida.

-Anestesia profunda. Se comprueba atravesando una aguja en piel y el tejido más profundo.

Se realizó una valoración clínica del nivel de profundidad alcanzado en cada paciente en tres niveles I, II y III ,en base la profundidad alcanzada, y se procedió a realizar el tratamiento quirúrgico (exodoncias) como sustituto o complemento del anestésico, según la profundidad alcanzada los resultados se recogieron en tablas confeccionadas al efecto.

Ejemplo en una paciente "Alérgica al anestésico local"

Se presenta una paciente femenina de 68 años de edad con antecedentes de ser "alérgica a los anestésicos locales" en que se empleo la hipnosis en un III nivel de profundidad como sustituto del anestésico para la exéresis de una bicúspide inferior (exodoncia)

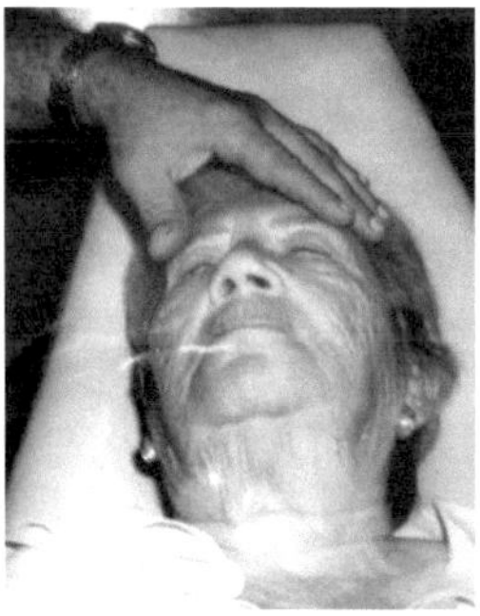

Fig.1.Inducción hipnótica en un III nivel de profundidad.

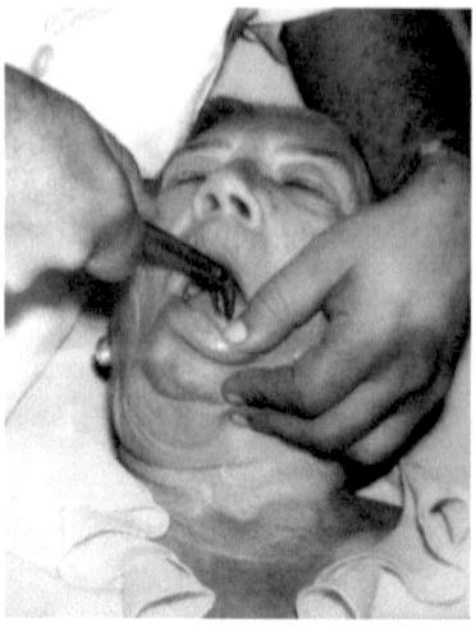

Fig.2. Aplicación del forceps.

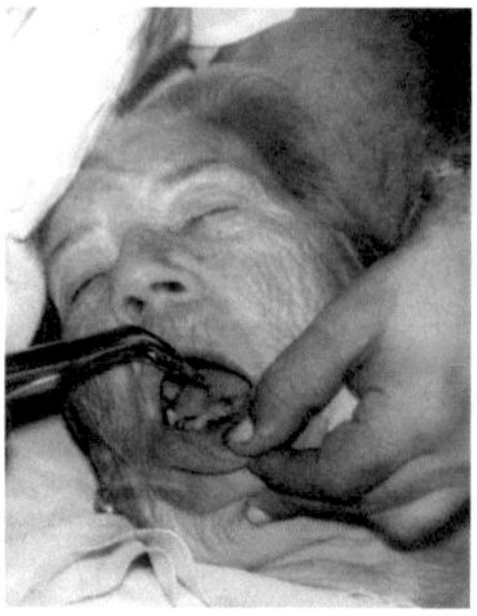

Fig.3.Exodoncia.

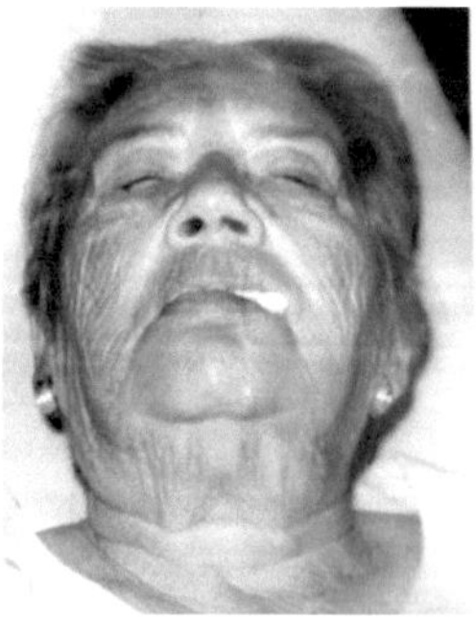

Fig.4.Terminada la intervención (exodoncia)

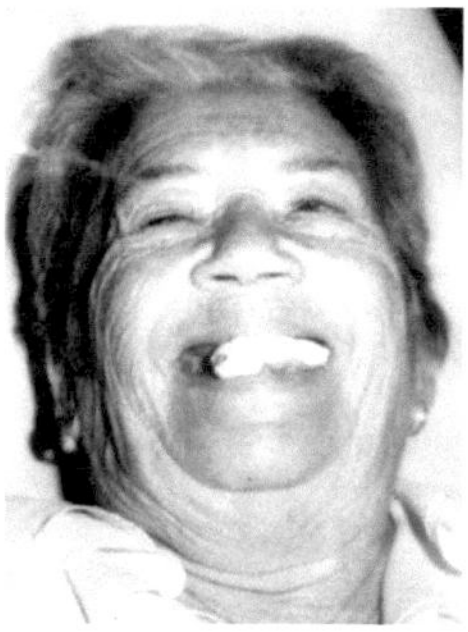

Fig.5.Paciente en vigilia.

Al terminar la operación se comprueba que se mantiene la profundidad hipnótica. Esta la medimos colocando un brazo en la posición deseada y comprobando la catalepsia sugerida. Seguidamente damos sugerencias post-hipnóticas, de que se siente bien y se va a sentir mejor cuando despierte, que no tendrá dolor ni inflamación post-operatorias.

El paciente generalmente evoluciona muy bien, con disminución o abolición del dolor y la inflamación post- quirúrgicas. Casi nunca hay necesidad de de utilizar medicamentos analgésicos o antinflamatorios post-operatorios.

Resumen y Resultados:

HIPNOSIS COMO ANESTÉSICO EN PACIENTES QUE REQUIRIAN EXODONCIA

Clínicas estomatológicas Marcelo Salado y 18 y 5ta Miramar 1970- 1972

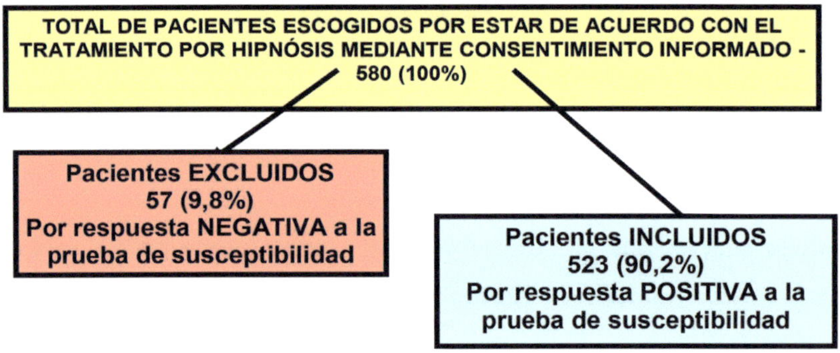

EXCLUIDOS: 57
9,8%

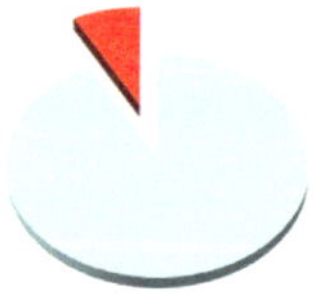

UNIVERSO = 580 pacientes
Fuente: Tabla 1

INCLIDOS: 523 90.2%

SEXO Y GRUPOS DE EDADES DE LOS 523 PACIENTES SELECCIONADOS PARA TRATAMIENTO CON HIPNOSIS COMO SUSTITUTO O COMPLEMENTO ANESTÉSICO

EMPLEO DE LA HIPNOSIS	SEXO			
	MASCULINO		FEMENINO	
	n	%	n	%
SUSTITUTO (n=120)	58	*48,3*	62	*51,7*
COMPLEMENTO (n=403)	199	*49,4*	204	*50,6*
TOTAL (n=523)	257	*49,1*	266	*50,9*

EMPLEO DE LA HIPNOSIS	GRUPOS DE EDAD (años)					
	16-25		26-35		≥35	
	N	%	n	%	n	%
SUSTITUTO (n=120)	11	*9,2*	77	*64,2*	32	*26,6*
COMPLEMENTO (n=403)	43	*10,7*	141	*35,0*	219	*54,3*
TOTAL (n=523)	54	*10,3*	218	*41,7*	251	*48,0*

*Gráfico 1*EMPLEO DE LA HIPNOSIS COMO SUSTITUTO O COMPLEMENTO DEL ANESTÉSICO

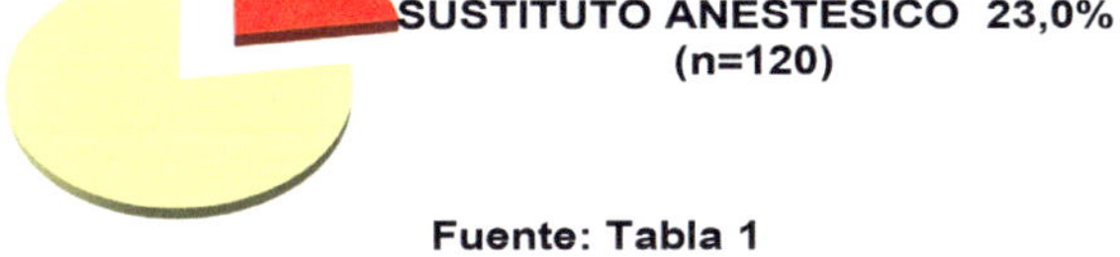

Fuente: Tabla 1

Tabla 2
EMPLEO DE LA HIPNOSIS COMO SUSTITUTO O COMPLEMENTO ANESTÉSICO SEGÚN NIVEL DE PROFUNDIDAD ALCANZADO Y TRATAMIENTOS REALIZADOS

EMPLEO DE LA HIPNOSIS	Sesiones promedio	Nivel de profundidad			Total de Tratamientos (Exodoncia)
		I	II	III	
		n (%)	n (%)	n (%)	
SUSTITUTO (n=120)	3	-	-	120 *(100,0)*	135
COMPLEMENTO (n=403)	3	75 *(18,6)*	328 *(81,4)*	-	420
TOTAL (n=523)	3	75 *(14,3)*	328 *(62,7)*	120 *(23,0)*	555

Gráfico 2
NIVEL DE PROFUNDIDAD EN EL EMPLEO DE LA HIPNOSIS

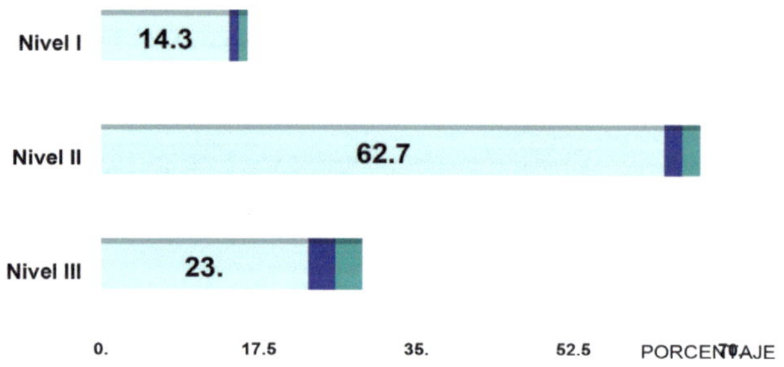

Fuente: Tabla 2

Análisis de los resultados:

Como vemos en la tabla 1 el sexo no mostró diferencias significativas en cuanto al uso de la hipnósis como sustitutivo o complemento del anestésico. Vemos que en los tres grupos de edades la hipnosis se pudo utilizar más como complemento del anestésico

En la tabla 2 vemos que en los pacientes alcanzaron y mantuvieron un III nivel de profundidad hipnótica 120 (23%) es donde resultó exitosa como sustituto del anestésico. Esto obedece a que en el III nivel es donde se logra anestesia profunda.

La mayoría de los pacientes alcanzaron el nivel I y II nivel por lo tanto su mayor utilidad fue como complemento o auxiliar del anestésico. Con esta experiencia comprobamos que la profundidad hipnótica de un III nivel que necesitamos para utilizarla como sustitutivo del anestésico, empleando una buena técnica no se logra en todos los pacientes ya que depende fundamentalmente de las condiciones del paciente como es el grado de susceptibilidad del mismo para la hipnosis Esto constituye la principal desventaja del empleo de la hipnosis como anestésico con relación a otras técnicas, por lo tanto la mayor utilidad fué como auxiliar o complemento del anestésico.

De ahí que la hipnosis no debe concebirse con un elemento cuantitativo de competencia con el anestésico local.

Conclusiones.

Cuando se logra alcanzar y mantener un III nivel de profundidad hipnótica en un paciente se puede sugerir una anestésia profunda y nos permite realizar cualquier intervención quirúrgica utilizando la hipnósis como sustituto del anestésico (Exodoncias), esto no es posible en la mayoría de los pacientes, aunque realicemos una técnica optima, ya que depende de la susceptibilidad individual de cada paciente y todos no alcanzan el III nivel.

En el II nivel la anestesia que se logra es superficial. Por lo tanto el I y II nivel su utilidad es como complemento o auxiliar del anestésico

Comentario.

Consideramos que el conocimiento y uso de la hipnosis es de mucha utilidad como sustituto o complemento o auxiliar en pacientes de estomatología quirúrgica pero no se debe utilizar en todos los pacientes que concurren a consulta sino en aquellos que presenten uno o varios motivos que justificaron su uso como son: antecedentes de reacciones desfavorables a los anestésicos locales, temor exagerado o fobia al tratamiento estomatológico, hipertensos, cardiópatas, procesos infecciosos (celulitis, abscesos, periodontitis), que estén de acuerdo con el empleo de la hipnosis y que sean susceptibles a ella. Por lo antes expuesto nos propusimos realizar una segunda experiencia.

Experiencia. 2.
Hipnosis como sustituto o complemento del anestésico o substancias antihistamínicas en pacientes de estomatología quirúrgica (exodoncia) que presentaban un motivo que justificaba el empleo de la misma.

En una segunda experiencia en la clínica estomatológica Marcelo Salado del barrio Obrero desde 1973 a 1975 nos propusimos el empleo de la hipnosis como sustituto o complemento del anestésico en pacientes de estomatología quirúrgica que requerían exodoncias, que además de estar de acuerdo con el proceder hipnótico tuvieran un motivo o motivos que justificaran el empleo de la misma. Basado en nuestra experiencia anterior estos motivos fueron:

Antecedentes de reacciones desfavorables a los anestésicos locales "alergia", temor exagerado o fobia al tratamiento quirúrgico estomatológico, hipertensos, cardiópatas, procesos inflamatorios que requieren intervenciones quirúrgicas (exodoncias)

Antecedentes de reacciones desfavorables a los anestésicos locales.
Hay personas que concurren a nuestra consulta refiriendo "alergia" a los anestésicos locales. Es posible que muchos de estos pacientes hayan presentado un síncope vasopresor (desmayo) originado por miedo y como este produce un desequilibrio del sistema vascular periférico similar en sus inicios se hace difícil diferenciarlos y es confundido con reacciones alérgicas pero no se puede descartar totalmente el temido shock anafiláctico o el edema angioneurótico que pueden provocar la muerte al paciente.

Las reacciones tóxicas son raras, se pueden producir por inyección intravascular o grandes cantidades de anestésico rápidamente cerca de un vaso, por lo que se pueden tomar medidas preventivas. Otras reacciones a los anestésicos locales se deben al uso excesivo del vaso constructor pero si no se rebasa la dosis máxima a 0.2 mg (2ml al 1:100.000) estipulada por la New York Heart no debe haber problemas.

El mayor peligro es la liberación endógena de adrenalina debido al stress emocional que causa palpitaciones, taquicardia y dolor de cabeza.

En la mayoría de las clínicas estomatológicas alteraciones cardiovasculares que provoca la lipotimia por temor y stress son erróneamente diagnosticadas como "alergia" a los anestésicos locales.

Lo cierto es que cuando un paciente nos refiere antecedentes de "alergia" o reacción a los anestésicos locales nos impone una barrera para su uso. Debemos entonces estudiar el caso para utilizar otras variantes de tratamiento que puede ser la Hipnosis como sustituto del anestésico.

En la experiencia anterior se evidenció que podían presentarse pacientes con antecedentes de reacciones desfavorables a los anestésicos locales que no alcanzaran el III nivel de profundidad y no se pudiera emplear la hipnosis como sustituto o complemento del anestésico químico ni tampoco como complemento del mismo, de ahí que nos propusimos en esos casos el empleo de la hipnosis como complemento de sustancias antihistamínicos (difenilhidramina).

Estas son sustancias tienen una estructura química similar a la lidocaína y poseen cierta acción anestésica debido a que son estabilizantes de la membrana celular, éstas pueden utilizarse por si sola sin hipnosis por su acción anestésica, pero en nuestra experiencia práctica no tienen igual potencia que los anestésicos (lidocaína), por lo que hay que utilizarlos en dosis mayores ; es mas doloroso su empleo, el proceso inflamatorio es mayor, y se mantiene por más días.

Basado en ello pensamos que utilizando la hipnosis potencializaria la acción anestésica del antihistaminico utilizando menos cantidad con mayor efectividad, lograndose un mejor post-operatorio, disminuyendo la inflación y el dolor. De ahí que nos propusimos en este segundo estudio no solo la hipnosis como sustituta o complemento del anestésico en pacientes que presentaran algún motivo, sino además, como complemento de sustancias antihistamínicas. en aquellos pacientes en que referían "alergia" a los anestésicos y no se alcanzara el III nivel de profundidad hipnótica.

Temor o fobia al tratamiento

Hay pacientes que requieren un tratamiento en estomatología quirúrgica que presentan un cierto grado de temor y ansiedad que es normal y no impide el tratamiento, sin embargo, existen pacientes que manifiestan un temor exagerado o fobia que dificulta o impide el tratamiento. El miedo al dentista (estomatólogo) proviene desde tiempos remotos.

En sus orígenes los tratamientos estomatológicos eran muy dolorosos y se han asociado al dolor. Esto no es así en la actualidad debido al desarrollo alcanzado por la anestesia y técnicas más inocuas. Sin embargo, el temor exagerado persiste en un buen número de pacientes, lo cual puede deberse a que de niño sus padres lo amenazaron con el dentista, relato de experiencias desagradables de familiares o amigos relacionados con extracciones dentarias, informaciones negativas en películas y revistas, pacientes con umbrales de dolor muy bajo. Todo esto contribuye a que existan pacientes con fobia al tratamiento estomatológico.

La hipnosis pre y trans- quirúrgica en estos casos disminuye el temor y la ansiedad y eleva el umbral de dolor, a la vez que facilita o permite el tratamiento a pacientes hipertensos.

Pacientes hipertensos.

Los pacientes hipertensos que requieren tratamiento quirúrgico con anestesia local, aunque estén controlados por el clínico, necesitan por nuestra parte un tratamiento especial, sobre todo si es un paciente aprehensivo.

La presión arterial puede aumentar como consecuencia del stress que provoca el saber que se le va a realizar una intervención quirúrgica o durante la intervención. En relación al vasoconstrictor no constituye un riesgo si no se supera la dosis máxima este es beneficioso; potencializa la acción anestésica, disminuye la toxicidad y el dolor (stress físico).

En estos pacientes el uso de la hipnosis pre y trans-operatorio disminuye el temor y la ansiedad; así como el stress y la consiguiente liberación endógena de adrenalina potencializa la acción del anestésico, permite regular los signos vitales y mantener la presión dentro de los límites normales evitando complicaciones.

Pacientes cardiópatas

Entre las causas más comunes de muerte súbita se encuentran las cardiopatías y los trastornos de conducción cardiaca, siendo la más frecuente la fibrilación ventricular. Cerca del 60% de las muertes súbitas ocurren en pacientes con cardiopatías coronarias por artercoeosclerosis y puede suceder en el salón quirúrgico desencadenado por temor. Esta incidencia de muerte súbita aumenta con la edad unido a factores hereditarios y al stress.

Estudios realizados en Duke University Medical Center de Chicago demostraron que el stress mental es el mayor causante de ataques cardiacos.

Los pacientes cardiópatas que se van a intervenir quirúrgicamente (exodoncia) con anestesia local a pesar de su autorización por escrito de su médico. Debemos tomar suma precaución ya que se nos pueden presentar complicaciones antes o durante el tratamiento.

Ante el stress emocional y físico se pueden originar arritmias o fibrilación serias para la vida del paciente, por tal motivo, en estos pacientes la hipnosis es de suma utilidad para disminuir el temor y la ansiedad en el pre-operatorio, reducir el stress emocional y mantener lo signos vitales dentro de los límites normales durante el trans- operatorio.

Infecciones dento-buco-faciales (celulitis, abscesos, periodontitis).
Los pacientes con celulitis que requieren incisión y drenaje o exodoncia presentan diversos grados de alteración emocional por el dolor manteniendo durante varios días, su umbral del dolor está disminuido y a esto se suma la interferencia que origina el proceso inflamatorio con la liberación de histamina, serotonina y otras sustancias que dificultan o impiden el efecto pleno del anestésico local, por tal motivo muchos tratamientos con vistas a eliminar el agente causal se postergan prolongándose así el sufrimiento del paciente.

La hipnosis resulta útil para disminuir el stress, elevar el umbral del dolor, como analgésico o como anestésico para la incisión y drenaje, la exéresis del diente causal.

Todos sabemos que en algunos casos de pacientes con dientes a extraer con periodontitis después de emplearse varias técnicas anestésicas o utilizar muchos carpules el paciente refiere dolor intenso y se ha tenido que extraer la pieza con dolor o interrumpir y aplazar el tratamiento con una desagradable reacción por parte del paciente. En estos casos la hipnosis puede ser útil como complemento o sustituto del anestésico

Procedimiento nuestro para el empleo de la hipnosis como anestésico en Estomatología quirúrgica.

A todos los pacientes que presentaron alguno de los motivos mencionados anteriormente y requerían exodoncias se le propuso el empleo de la hipnosis.

Se le explico a cada paciente con palabras sencillas en qué consistía la hipnosis, que era una técnica inocua, que no correría ningún riesgo y que seria en su beneficio, que es un método parecido al sueño, pero no es sueño ni vigilia, que no perdería la conciencia en ningún momento, que si oye ruidos a su alrededor le serian indiferentes. Se le dijo que hará caso fundamentalmente a mis palabras, que no se haría ningún procedimiento en contra de su integridad con el fin de ridiculizarla, que todo seria en su beneficio desarrollando sus propias facultades con un fin terapéutico. En conclusión se evacuaron dudas y temores.

Todos los pacientes que aceptaron firmaron un consentimiento informado por escrito. Seguidamente se realizaron cuatro pruebas de susceptibilidad en consulta con el paciente de pie: caída del brazo, pesadez palpebral, inclinación del cuerpo y oscilación lateral, (Ver capitulo V). Incluimos a aquellos que respondieron positivamente a las cuatro pruebas de susceptibilidad y excluimos a aquellos en los que la respuesta fue negativa a alguna de las cuatro pruebas.

Seguidamente realizamos **Inducción Hipnótica**. (Ver Capítulo V). para emplearla como sustituto o complemento del anestésico o substancias antihistamínicas.

Lograda la hipnósis hacemos una valoración clínica del grado de profundidad alcanzado basado en tres niveles propuesto (Ver experiencia 1 y Capitulo VI).

Para emplear la hipnosis como sustituto del anestésico (Hipno-anestésia) se tiene que alcanzar el III nivel. Realizamos un promedio de cinco sesiones en consulta previas al día de la intervención con el paciente sentado, en estado profundo de hipnosis se sugiere frío o adormecimiento en la mano derecha y se verifica la pérdida de la sensibilidad atravesando una aguja en la piel y tejido celular subcutáneo del dorso de la mano.

En pacientes con antecedentes de reacciones desfavorables a los anestésicos locales no se puede emplear la palabra "anestesia" ya que esta puede actuar como estímulo y originar reacciones adversas, por tal motivo se emplea la palabra frio o adormecimiento:Se sugiere esta zona de la piel que te toco frio se va sintiendo fría...muy fría... dormida...muy dormida... cuando cuente tres estará muy dormida... profundamente dormida...mientras más te toque o presione... más dormida estará... Similar proceder se hace en oreja, labio y zona a intervenir en la boca, atravesamos una aguja comprobándose si el paciente no realiza ninguna respuesta desagradable y mantiene el nivel de profundidad hipnótica ante los estímulos se encuentra en condiciones de utilizar la hipnosis como sustituto del anestésico.

En dichas sesiones en consulta previo al día de la operación se determina el nivel de profundidad alcanzado ya sea I, II o III y se dan sugerencias trans-hipnóticas de que el paciente se siente bien y se va a sentir mejor aún, más tranquilo y más relajado el día de la operación y se dice la fecha y hora en que será la misma. Esto constituye una sugerencia post-hipnótica que se cumple con bastante exactitud ya que el tiempo se hace muy nítido bajo hipnosis. Además se hace énfasis en el signo -señal para facilitar la inducción hipnótica el día de la intervención.

Esta preparación de atravesar la aguja no se hará en presencia de otros pacientes que requieran hipnosis con otros fines ya que puede ser contraproducente, El día de la intervención con el paciente preparado previamente en consulta utilizamos el signo-señal para la inducción hipnótica, ésta se realiza fácilmente y sugerimos al paciente adormecimiento en la zona deseada. Además de la anestesia sugerida en la zona a operar, en estado de hipnosis se pueden emplear sugerencias trans-hipnóticas para modificar los signos vitales (tensión arterial, pulso y frecuencia respiratoria) según necesidad. Se puede lograr vasoconstricción para disminuir el sangramiento o vasodilatación según deseemos. A medida que operamos debemos mantener el estímulo verbal y táctil que mantiene el estado hipnótico. Las maniobras quirúrgicas deben ser mediante una técnica depurada, nunca el estímulo puede ser más intenso que el estímulo que mantiene la hipnosis.

En estos pacientes que alcanzan y mantienen el III nivel de profundidad hipnótica se puede realizar cualquier tipo de intervención quirúrgica, pero sólo se hará aquella que acordamos previamente con el paciente. Al terminar la operación se comprueba que se mantiene la profundidad hipnótica. Esta la medimos poniendo un brazo en la posición deseada y comprobando la catalepsia. Seguidamente damos sugerencias post-hipnóticas de que se siente bien y se va a sentir mejor cuando despierte, que no tendrá dolor ni inflamación post-operatorias. El paciente generalmente evoluciona muy bien, con disminución o abolición del dolor y la inflamación post- quirúrgicas. Casi nunca hay necesidad de de utilizar medicamentos analgésicos o antinflamatorios post-operatorios.

Resumen y Resultados..

HIPNOSIS COMO SUSTITUTO O COMPLEMENTO DEL ANESTÉSICO EN PACIENTES QUE REQUERIAN EXODONCIA Clínica Estomatológica Marcelo Salado del Barrio Obrero 1973 - 1975.

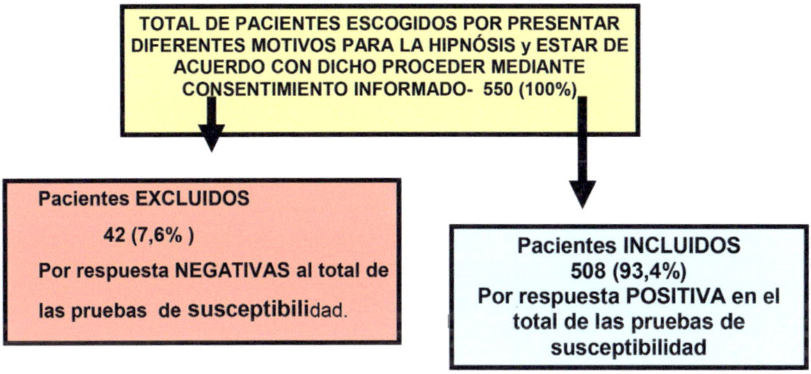

Gráfico 1

PACIENTES EXCLUIDOS DEL ESTUDIO POR RESULTAR NEGATIVA LA PRUEBA DE SUSCEPTIBILIDAD PARA EL EMPLEO DE LA HIPNOSIS

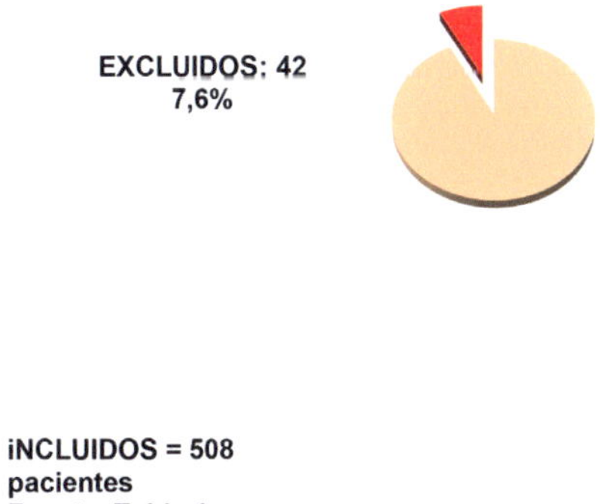

Fuente: Tabla 1

Tabla 1.

DISTRIBUCIÓN POR SEXO DE LOS 508 PACIENTESSELECCIONADOS PARA TRATAMIENTO CON HIPNOSIS SEGÚN MOTIVO

MOTIVO PARA LA HIPNÓSIS	SEXO			
	MASCULINO		FEMENINO	
	N	%	n	%
Reacción anestésica (n=42)	17	*40,5*	25	*59,5*
Temor (n=369)	204	*55,3*	165	*44,7*
Hipertensión (n=67)	28	*41,8*	39	*58,2*
Cardiopatía (n=3)	2	*66,7*	1	*33,3*
Inflamación (n=27)	7	*25,9*	20	*74,1*
TOTAL (n=508)	258	*50,8*	250	*49,2*

Tabla 2.
DISTRIBUCIÓN POR EDADES DE LOS 508 PACIENTES SELECCIONADOS PARA TRATAMIENTO CON HIPNOSIS ATENDIENDO AL MOTIVO.

MOTIVOS PARA LA HIPNÓSIS	GRUPOS DE EDAD (años)					
	16-25		26-35		≥35	
	n	%	n	%	n	%
Reacción anestésica (n=42)	17	*40,4*	25	*59,5*	-	-
Temor (n=369)	197	*53,4*	172	*46,6*	-	-
Hipertensión (n=67)	-	-	-	-	67	*100,0*
Cardiopatía (n=3)	-	-	-	-	3	*100,0*
Inflamación (n=27)	-	-	5	*18,5*	22	*81,5*
TOTAL (n=508)	214	*42,1*	202	*39,8*	92	*18,1*

Tabla 3
RELACIÓN DEL EMPLEO DE LA HIPNOSIS SEGÚN MOTIVOS.

MOTIVOS PARA LA HIPNÓSIS	EMPLEO DE LA HIPNOSIS					
	Sustituto Anestésico		Complemento			
			Anestésico		Anti-histaminico	
	n	%	n	%	n	%
Reacción anestésica (n=42)	27	*64,3*	-	-	15	*35,7*
Temor (n=369)	85	*23,0*	284	*77,0*	-	-
Hipertensión (n=67)	20	*29,9*	47	*70,1*	-	-
Cardiopatía (n=3)	1	*33,3*	2	*66,7*	-	-
Inflamación (n=27)	5	*18,5*	22	*81,5*	-	-
TOTAL (n=508)	138	*27,2*	355	*69,9*	15	*2,9*

Tabla 4.
EMPLEO DE LA HIPNOSIS COMO SUSTITUTO O COMPLEMENTO ANESTÉSICO SEGÚN NÚMERO DE SESIONES, NIVEL DE PROFUNDIDAD ALCANZADO Y TRATAMIENTOS REALIZADOS

EMPLEO DE LA HIPNOSIS	Sesiones promedio	Nivel de profundidad			Total de Tratamientos (Exodoncia)
		I	II	III	
		n (%)	n (%)	n (%)	
Sustituto Anestésico (n=138)	5	-	-	138 *(100,0)*	205
Complemento anestésico (n=355)	5	81 *(22,8)*	274 *(77,2)*	-	460
Complemento antihistaminico (n=15)	5	6 *(40,0)*	9 *(60,0)*	-	25
TOTAL (n=508)	5	87 *(17,1)*	283 *(55,7)*	138 *(27,2)*	690

Análisis de los resultados.

Como vemos en la **tabla 1** los motivos para justificar el empleo de la hipnosis son similares en ambos sexos. Por lo tanto mujeres y hombres pueden ser beneficiados por éste proceder.

En la (**tabla 2**) Vemos que el temor exagerado al tratamiento o fobia y la reacción anestésica predominaron en edades más tempranas entre 16-25 y 26-35

En la **tabla 3** podemos constatar que los motivos para la hipnosis no determinaron el empleo de la misma como sustituto o complemento del anestésico, alcanzar un III nivel de profundidad necesario para ese fin, no depende de nuestra necesidad , aunque hagamos una buena técnica sino del grado de susceptibilidad del paciente, por lo tanto en los pacientes con antecedentes de reacciones desfavorables a los anestésicos locales que no alcanzaron la profundidad adecuada se utilizó la hipnosis satisfactoriamente como complemento antihistamínico, 15 pacientes (2.9%).

Como vemos en la **tabla 4**, como sustituto del anestésico resultó útil en 138 (27.2%) de pacientes que alcanzaron el III nivel, como complemento o auxiliar del anestésico es útil en la mayoría de los pacientes I y II nivel es útil como complemento del tratamiento y complemento del anestésico La mayor utilidad de la hipnosis es como complemento o auxiliar del anestésico, con ella podemos modificar los signos vitales, podemos provocar vasoconstricción o vasodilatación y otras modificaciones psicofisiológicas favorables para el paciente y como complemento antihistamínico en 15 pacientes "alérgicos" que no alcanzaron el III nivel.

Concluciones.

La hipnosis no la debemos emplear en todos los pacientes que concurran a consulta y requieran intervenciones quirúrgicas (exodoncias) sino en aquellos que presentes algún motivo que justifique su empleo, que estén de acuerdo con dicho proceder y que sean susceptibles. Es útil como sustituto del anestésico en pacientes que alcancen y mantengan un III nivel de profundidad y no depende del motivo para la hipnosis sino de la susceptibilidad del paciente. En los pacientes que alcancen un I y II nivel es útil como complemento del tratamiento y complemento del anestésico Los pacientes que refieran “alergia” a los anestésicos locales que no alcancen el III nivel de profundidad hipnótica, podemos emplear la hipnósis como complemento substancias antihistamínicas (difenilhidramina).

Experiencia.3.
Modificación del Umbral del dolor (UD) mediante Hipnósis. Valores del (UD) pre- y trans hipnótico por electroestimulación del nervio infraorbitario.

Resultados clínico-investigativos en pacientes médico-quirúrgicos del componente Maxilofacial.

Hospital Universitario Comandante Manuel Fajardo.1983-1985.

Grupo de investigaciones sobre el dolor. (G.I.D.) integrado por un cirujano maxilofacial que emplea la hipnosis , un médico fisiólogo, un matemático un ingeniero y dos licenciados dedicados a la acupuntura

Uno de los más usuales problemas que enfrentan los médicos y estomatólogos ante diversos procedimientos diagnósticos y terapéuticos es el dolor.

Es por ello que la profilaxis, investigación y tratamiento de la senso-percepción dolorosa constituyen elementos centrales a considerar.

Barber (1977), Hilgar (1978), Spanos (1979) y otros (1981) en trabajos clínico-experimentales demostraron que existe una relación incuestionable entre la susceptibilidad hipnótica y la reducción del dolor, confirmándose su valor analgésico.

Recamier en 1821 utilizó la hipnosis por primera vez como anestésico. En Francia, Oudet en 1837 fue el primer dentista que realizó una exodóncia sin dolor mediante sueño magnético (hipnosis).

Cualquier técnica o procedimiento que nos permita el alivio o abolición de la vivencia dolorosa ante cualquier procedimiento médico-estomatológico es de gran interés. Por ello nos propusimos valorar la utilidad de la hipnosis en 10 pacientes que concurrieron a la consulta de Cirugía Maxilofacial, entre 1983 y 1985, seleccionados en base a la problemática del paciente y nuestra experiencia como sustituto y complemento del anestésico químico.

Procedimiento::

Se incluyeron10 pacientes que concurrieron a la consulta de Cirugía Maxilofacial del Hospital Clínico Quirúrgico Docente

Comandante Manuel Fajardo por presentar cada uno un motivo que justificaba el empleo de la hipnosis, estar de acuerdo con dicho proceder y responder positivamente a las pruebas de susceptibilidad. Del total de los diez (10) pacientes siete (7) pacientes referían reacciones desfavorables a los anestésicos locales "alergia". De ellos seis (6) requerían exodóncia y uno exeresis de nódulos en las cuerdas vocales. De los tres restantes dos (2) que requerían exodóncia eran hipertensos y uno (1) tenía fobia al tratamiento.

En todos los casos se confeccionaron Historias Clínicas. Se les propuso la hipnosis y la aceptaron, se les explicó el procedimiento previo clínico-investigativo por el grupo (GID)., y firmaron el consentimiento informado por escrito, Fig.1

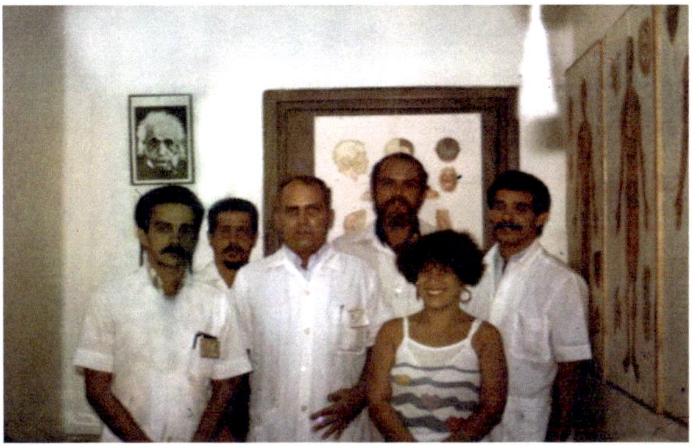

Fig.1.Grupo de investigación sobre el dolor. (G.I.D).Hospital Universitario Comandante. Manuel Fajardo.(1985)

Mediante una óptima relación médico-paciente se prepararon psicológicamente para la hipnosis evacuando dudas y temores. Se realizaron pruebas de susceptibilidad (pesadez palpebral, caída del brazo, balanceo postural y oscilación lateral), en todos fueron positivas las pruebas de susceptibilidad lográndose un III nivel de profundidad hipnótico similar, dado por la catalepsia de los miembros superiores y catalepsia palpebral con inhibición de dicho reflejo comprobado por estímulo con el dedo índice.

Con el paciente en estado de vigilia se insertaron dos agujas, una en el nervio infraorbitario y otra en el punto Ig20 de acupuntura, seguidamente con un equipo NAS-NEUROMETER modificado se procede a la electroestimulación del nervio infraorbitario con corriente alterna a incremento continuo y voltaje asociado de 0 a 400 V, en escala relativa del equipo, con baja intensidad en el rango de los mili amperes (mA), midiendose el Umbral de calambre (Uc), Umbral de contracción (Ucc) y el Umbral de Dolor (Ud).Fig.1.

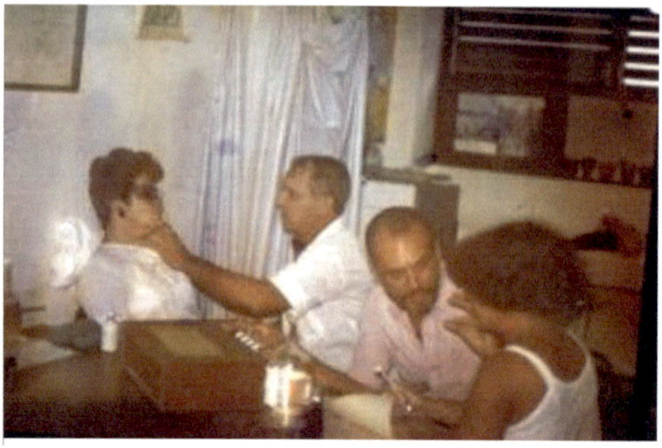

Fig.1. Con el paciente en vigilia y la aguja insertada en el nervio infraorbitario se comienza la electro-estimulación.

En todos se tuvo en cuenta los requerimientos para medidas del dolor de Hardi, Wolft y Goodell.

Cuando el paciente refería calambre se anotaba el voltaje en una tabla, El Umbral de calambre (Uc) se mide solo en vigilia. Se incrementa la intensidad hasta verse clínicamente la contracción facial midiéndose así el Umbral de Contracción (Ucc).

Se prosigue el incremento hasta que el paciente refiera dolor (Ud). Esto se realiza cinco (5) veces con el mismo enfermo lográndose un promedio,

El mismo procedimiento se realiza con el paciente en estado hipnótico. El Umbral de contracción (Ucc) se mide por la expresión facial y ell Umbral de dolor se toma cuando el paciente hace una reacción nocifensiva ante el dolor.

Todas las muestras fueron entre las 8:30 AM y las 11:30 AM teniendo en cuenta el ritmo circadiano del dolor. A cada paciente se le confeccionó una tabla con los valores obtenidos

Con el total de pacientes se estableció una comparación de los resultados del Umbral de Contracción y el Umbral de Dolor en vigilia y en hipnósis.

Comprobado el incremento del Umbral del Dolor bajo hipnósis, se aplica ésta como sustituto del anestésico en siete (7) de ellos "alérgicos a los anestésicos".

En seis (6) pacientes se realizaron 34 exodóncias Al séptimo se le realizó una (1) laringoscopía por exéresis de las cuerdas vocales. En los tres (3) restantes como complemento del anestésico. En dos (2) por ser hipertensos y en uno (1) por fobias al tratamiento.

Representación del procedimiento en uno de los seis pacientes alérgicos a los anestésicos que requerían exodoncias y se empleó la hipnósis como sustituto del anestésico. Figs.(2,3,4,6,7.8.9.10,11.)

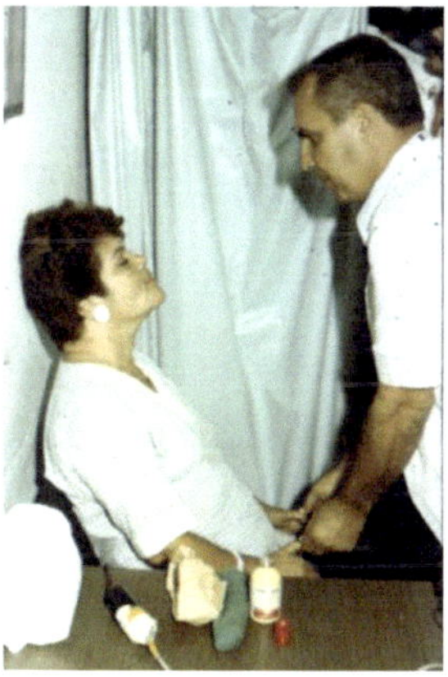

Fig.2. Inducción hipnótica.

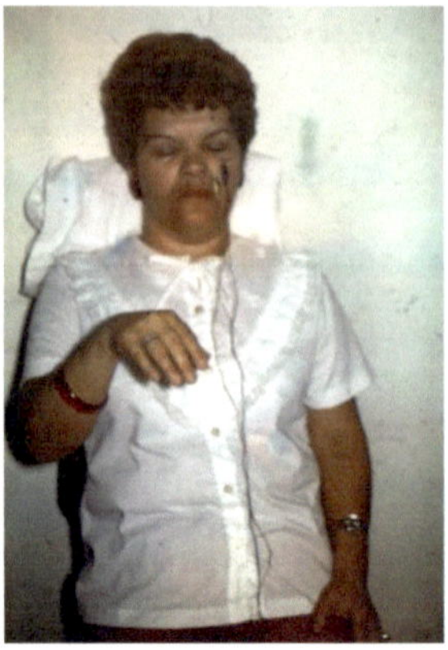

Fig.3. Se comprueba la catalepsia del miembro superior en estado de hipnósis

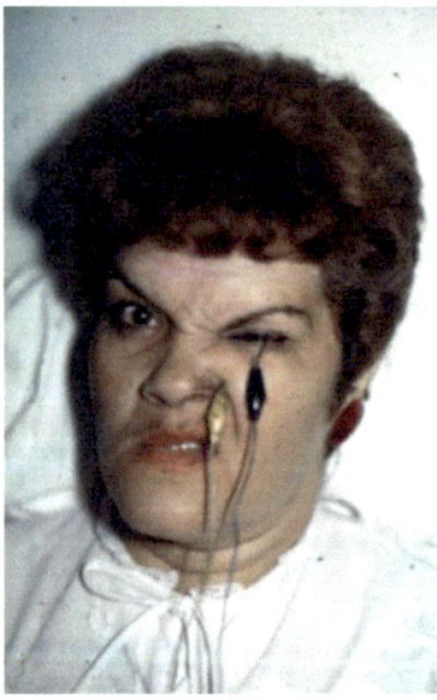

Fig.4. Se muestra umbral de contracción (Ucc) Se incrementa el estimulo hasta que el paciente manifieste una reacción nocifensiva ante el dolor y se notifica el aumento del umbral del dolor (U.D). Se realizan cinco mediciones en hipnosis y se obtiene un promedio.

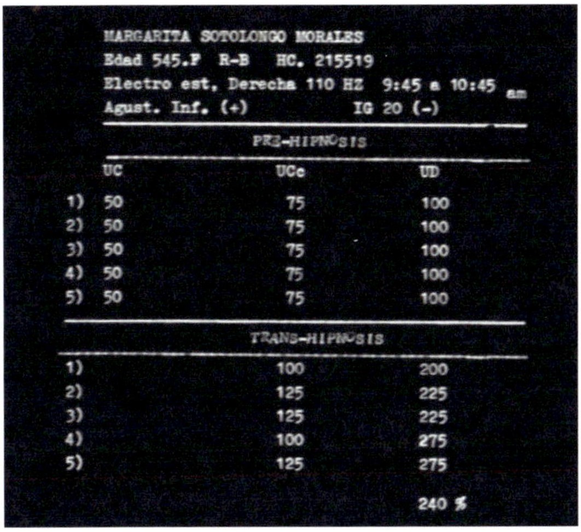

MARGARITA SOTOLONGO MORALES
Edad 545.F R-B HC. 215519
Electro est, Derecha 110 HZ 9:45 a 10:45 am
Agust. Inf. (+) IG 20 (-)

PRE-HIPNOSIS

	UC	UCc	UD
1)	50	75	100
2)	50	75	100
3)	50	75	100
4)	50	75	100
5)	50	75	100

TRANS-HIPNOSIS

	UC	UCc	UD
1)		100	200
2)		125	225
3)		125	225
4)		100	275
5)		125	275
			240 %

Fig.5.El promedio de elevación del Umbral del dolor (U.D) es más del doble en éste paciente bajo hipnosis respecto al estado de vigilia.

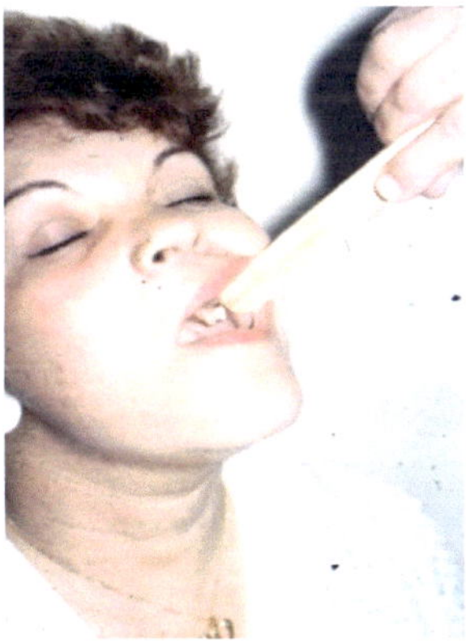

Fig.6.Paciente en Hipnosis para realizar exodoncia.

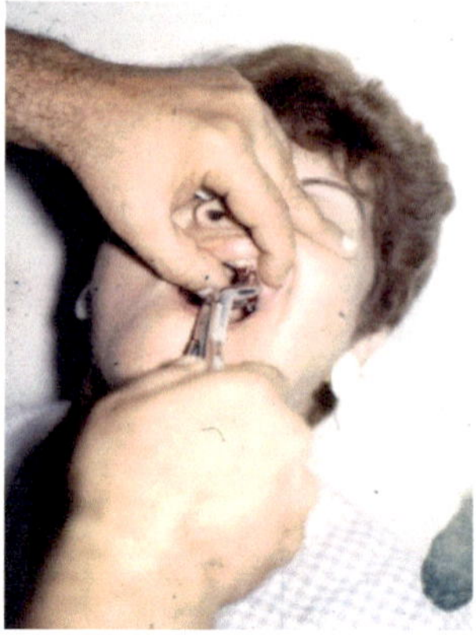

Fig.7.Hipnosis como sustituto del anestésico en exodoncia.

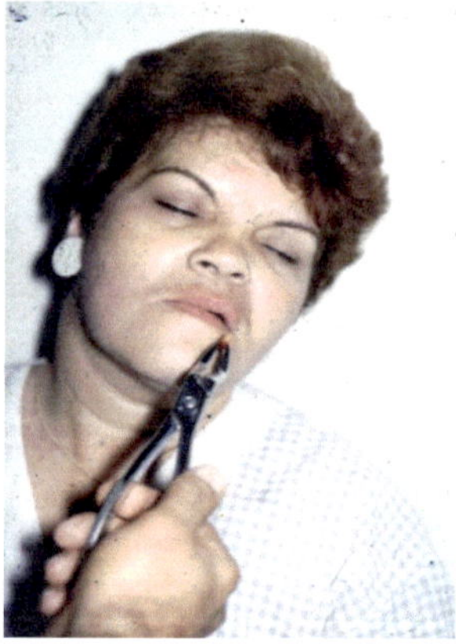

Fig.8.Realizada la exodoncia.

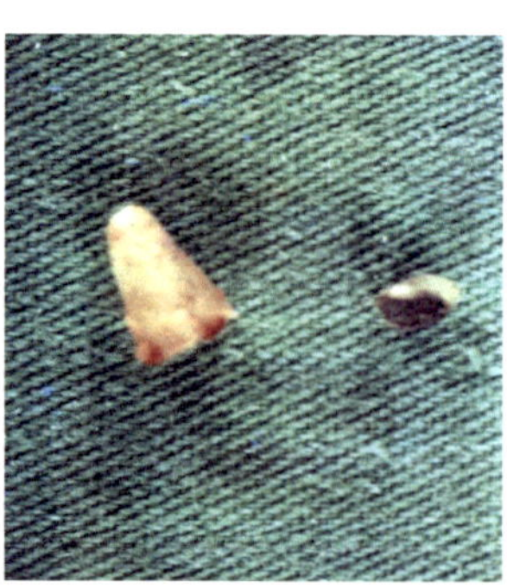

Fig.9.Restos radiculares.

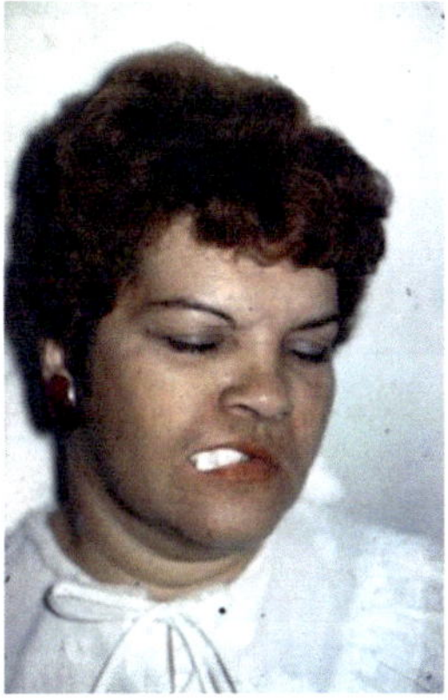

Fig.10.Con la gasa mordida bajo hipnosis .

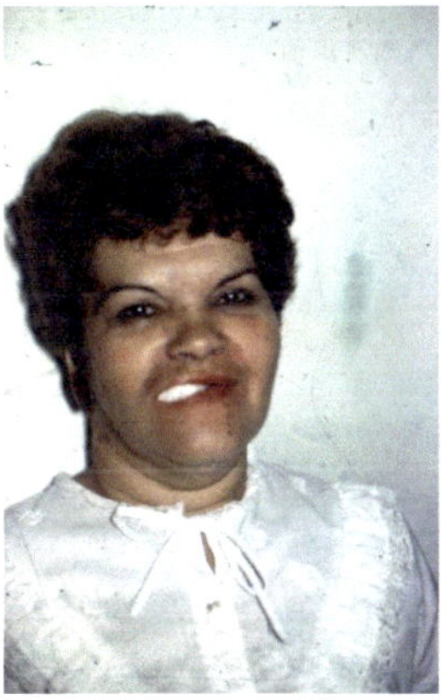

Fig.11.Paciente en vigilia terminada la operación

Representación del paciente "alérgico" a los anestésicos locales en que se empleó la hipnósis como sustituto del anestésico para exéresis de nódulo de las cuerdas vocales. Fgs. (12,13,14,15,16,17,18,19,20.)

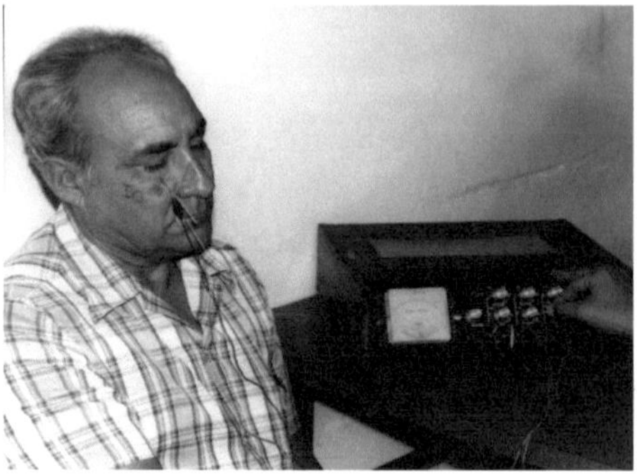

Fig.12. Electroestimulación del nervio trigémino infraorbitario en el rango de los miliamperes en vigilia e hipnosis .

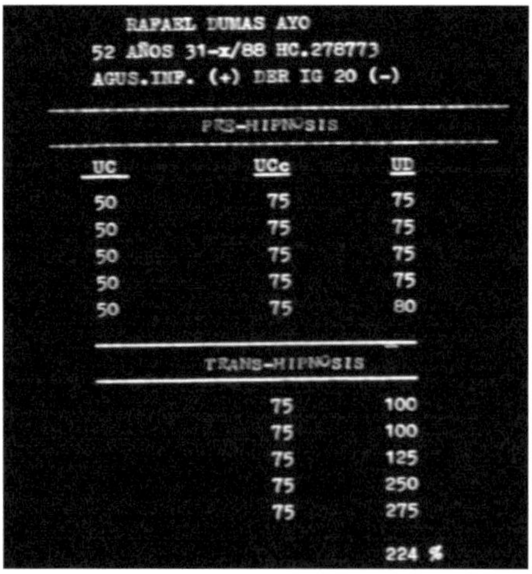

Fig.13. Aumento de más del doble del Umbral del dolor bajo hipnosis.

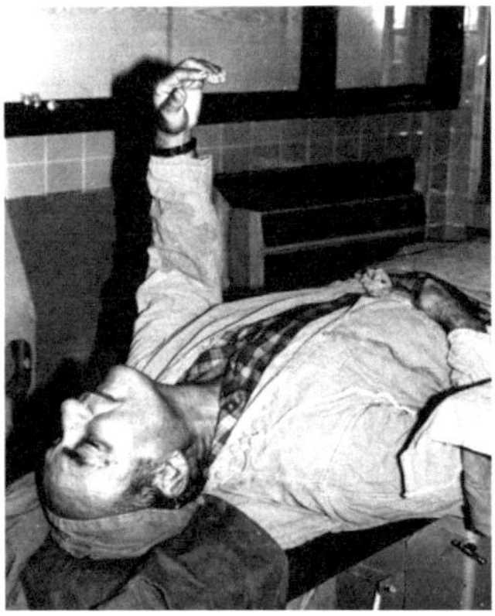

Fig.14. Catalepsia del brazo en estado de hipnósis en el salón.

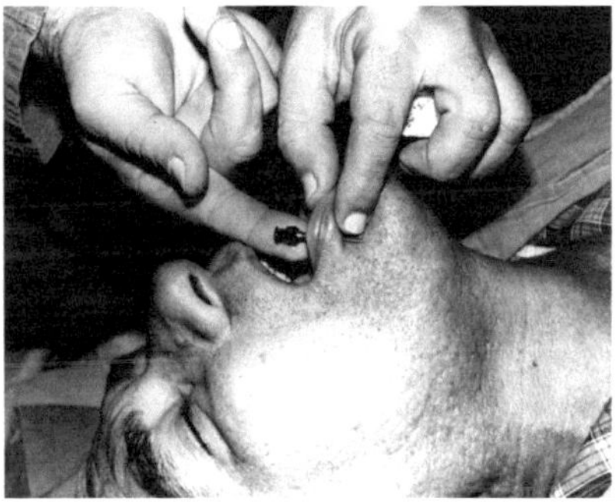

Fig.15. Se comprueba la anestésia sugerida del labio bajo hipnosis.

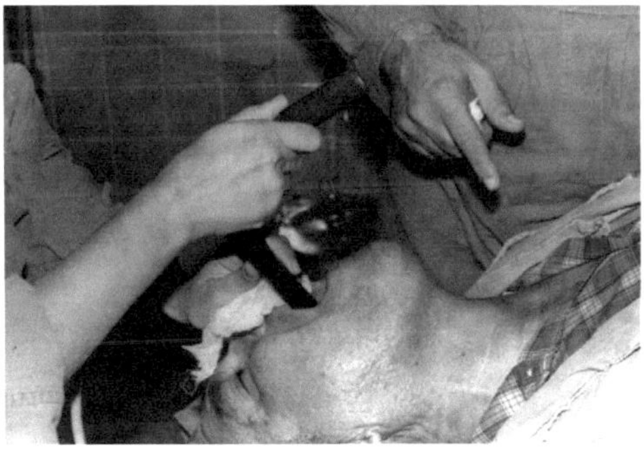

Fig.16. Entubacion.

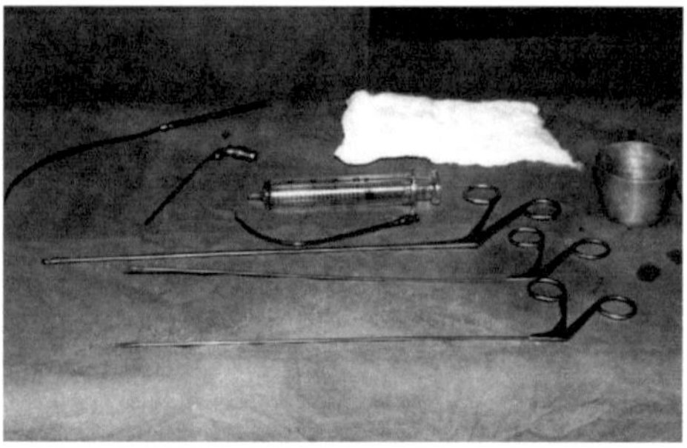

Fig.17. Instrumental.

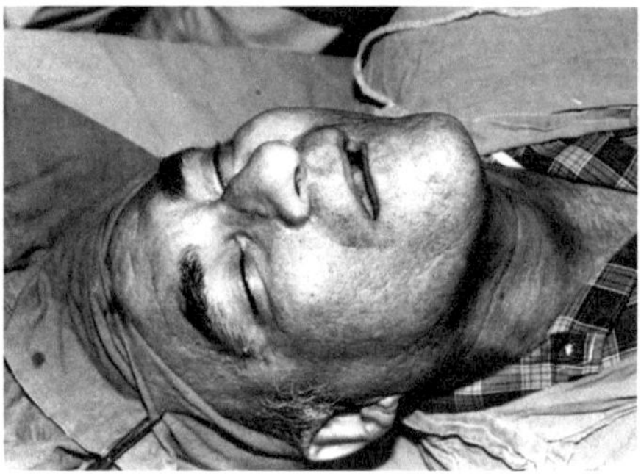

Fig.18. Terminada la intervención.

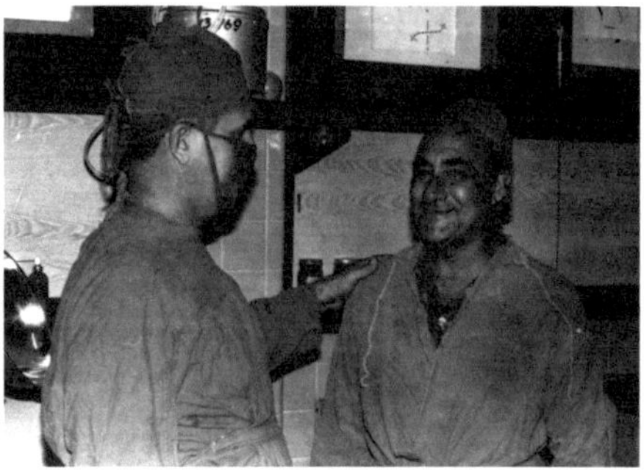

Fig.19.Paciente en vigilia satisfecho después de haber sido empleada la hipnosis exitosamente como sustituto del anestésico.

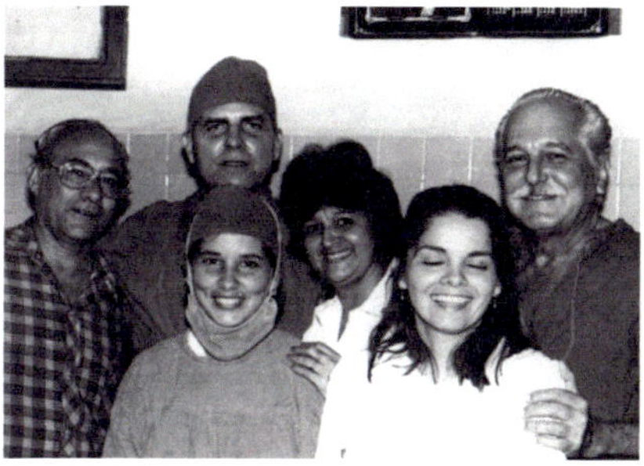

Fig.20 Con el colectivo de O.R.L..

Resultado y Resumen.

El rango de edad fue entre 37 y 67 años, ocho (8) pacientes femeninas y dos (2) pacientes masculinos.

El incremento del Umbral de Contracción (Ucc) Pre y Trans Hipnótico no fue tan evidente (32%).Fig.21. Como el incremento del Umbral de Dolor (Ud) que se mostró por encima del doble (128%). Fig.22.

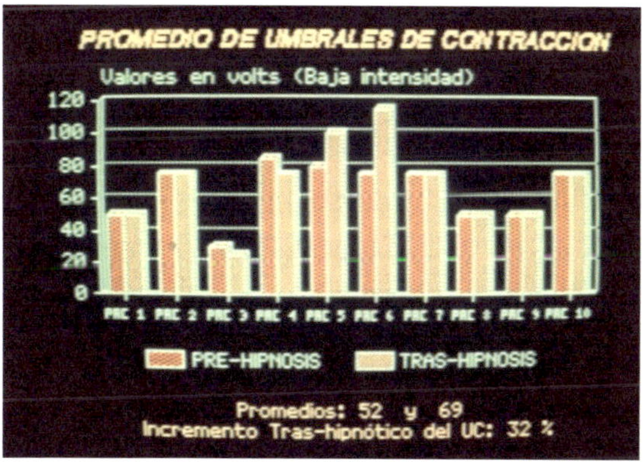

Fig.21.Vemos que las variaciones en el total de los pacientes del (Ucc) en vigilia e hipnosis son poco significativos..

Mediante la hipnosis, tomando como referencia la catalepsia palpebral y de miembros superiores, se logró en todos los pacientes un incremento del Umbral de Dolor (Ud) por encima del doble del que tenían en estado de vigilia (Pre Hipnosis Media 82 mV - Trans Hipnosis Media 187 mV).

.

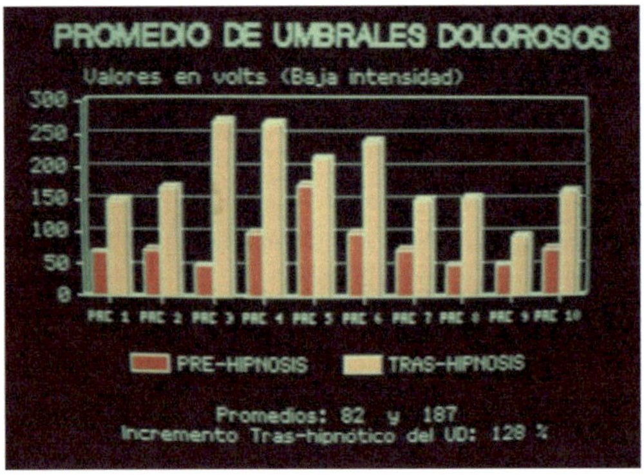

Fig.22. Gráfico que muestra el incremento del Umbral del dolor (Ud) bajo hipnosis en más del doble en total de pacientes en relación al estado de vigilia

En siete (7) pacientes se utilizó la hipnosis como sustituto del anestésico, en los seis (6) se realizaron 34 exodóncias y en uno para laringoscopía y exéresis de nódulos en las cuerdas vocales. El tratamiento quirúrgico bajo hipnosis fue exitoso en todos, en dos hubo algún movimiento nosifensivo del dolor pero no refirieron ningún dolor post operatorio.

En los tres (3) pacientes restantes en que se utilizó la hipnosis como coadyuvante del tratamiento, este jugó un papel de analgésico y sedante regulándose la tensión arterial y eliminándose el temor.

Conclusiones.

En el total de pacientes se alcanzó un III nivel de profundidad hipnótica y se logró un incremento del Umbral del Dolor (Ud) en más del doble respecto al estado de vigilia, esto nos permite utilizarla como sustituto del anestésico o complemento del tratamiento

Experiencia 4.
Hipnosis en el tratamiento de la lengua protráctil.
Cirugía Ortognática.

La lengua protráctil es una deglución atípica que persiste en el niño después de los cuatro años que consiste en que el paciente cuando traga coloca la lengua en la cara lingual de los dientes anteriores o en la región interdentaria que puede originar mala oclusión por prognatismo dento alveolar inferior y superior, adaquia, o prognatismo mandibular o maxilar. Cuando el paciente necesita tratarse estas afecciones hay que corregir el hábito.

Para cualquier tratamiento ortodóntico quirúrgico combinado debe previamente eliminarse este hábito.

Hay ocasiones en que las adaquias o un prognatismo dento arviolar pequeño, que comienza, eliminando el hábito por si solo constituye el tratamiento.

La hipnosis constituye una herramienta usada desde el origen de las civilizaciones con fines terapéuticos u otros.

La lengua protráctil o deglución atípica consiste en que el paciente cuando traga coloca la punta de la lengua en la cara lingual de los dientes o en la zona interdentaria. Es uno de los hábitos perjudiciales que pueden provocar adaquia anterior, prognatismo dentoalviolar, mandibular o hacer recidibar casos operados de cirugía ortognática como es el caso de un paciente operado de prognatismo en otro hospital.Fig.1.

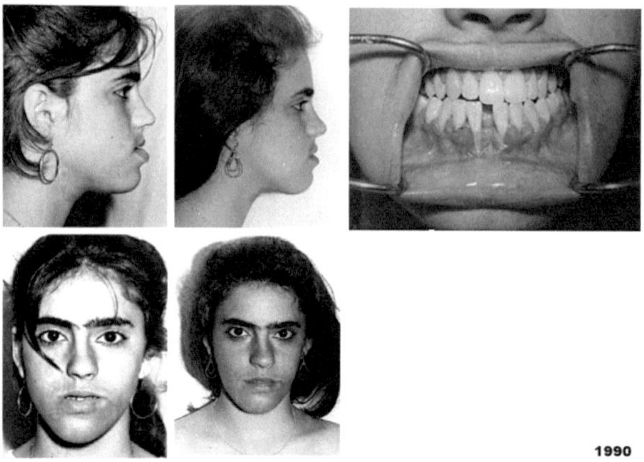

Fig. 1. Paciente operada en otro hospital de prognatismo mandibular que recidibó por no haberse erradicado previamente el hábito nocivo de la lengua protráctil.

Para realizar cualquier tratamiento ortodóntico solo o combinado con cirugía hay que erradicarse este hábito.

Pacientes con este hábito se nos presentan con relativa frecuencia en nuestras consultas por lo que nos propusimos valorar la efectividad del empleo de la hipnosis en el tratamiento de dicho hábito. Hay adaquias pequeñas dentoalveolares los que la eliminación por si sola del hábito constituye el tratamiento.

Método

Todos los pacientes que concurrieron a nuestro servicio de cirugía maxilofacial de 1980 al 2011, que presentaban dichos hábitos se les propuso el uso de la hipnosis. Los que aceptaban se les confeccionó historia clínica, se les realizaron pruebas de susceptibilidad hipnótica (pesadez palpebral, caída del brazo, balanceo postural, y oscilación lateral).Se incluyeron aquellos que estuvieran de acuerdo con el proceder hipnótico mediante consentimiento informado y resultaran positivo las pruebas de susceptibilidad. Se excluyeron los que no reunían esas condiciones. Realizamos inducción hipnótica según nuestro proceder.Fig.2.

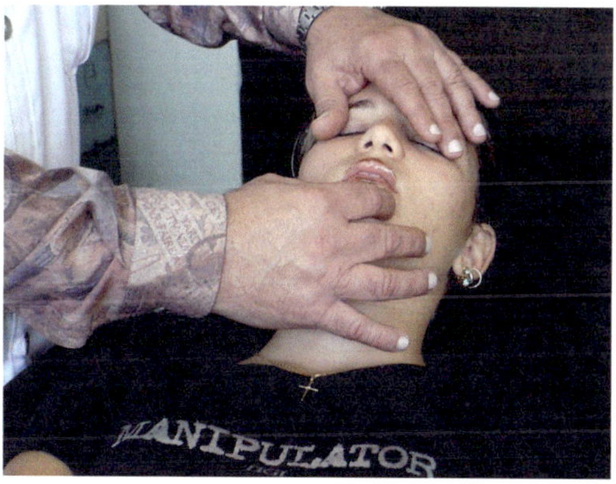

Fig.2. Inducción hipnótica donde se le sugiere al paciente como tragar.

Tratamiento

En **estado de vigilia** conscientemente se le enseña a tragar al paciente de la siguiente forma. Coloca la punta de tu lengua bien hacia atrás y hacia arriba en el cielo de tu boca y comienza a tragar en esa posición, se le sugiere que a partir de ahora siempre lo haga en esa posición.

En **estado de Hipnosis** en un según do nivel de profundidad empleamos sugerencia transhipnóticas y post-hipnóticas para ser cumplidas después de la hipnosis como sigue: Vas a colocar la punta de lengua bien arriba y hacia atrás y vas a tragar en ésa posición, cuando cuente tres comenzarás a tragar en esa posición y lo harás cada 10 segundos durante 1 minuto: Cuento uno... cuento dos... cuento tres... Ya comienzas a tragar en esa posición...te sientes muy bien tragando en esa posición y lo harás cada 10 segundos durante un minuto. El paciente realizará automaticamente la deglución en el tiempo sugerido después de pasado el minuto se sugiere que a partir de ahora continuará tragando en esa posición cada 20 segundos durante 5 minutos, sugiero: te sientes muy bien tragando en ésa posición y a partir de hoy lo harás tanto dormido como despierto. Debemos señalar que bajo hipnosis el paciente traga de acuerdo al tiempo que se le sugiere debido a que el mismo se hace nítido en su mente (reloj biológico). se enfatiza a travez de las sugestiones trans y post-hipnóticas de que a partir de ahora se siente mejor tragando en esa posición y que lo hará tanto dormido como despierto, se repiten las sugestiones varias veces .Realizamos como mínimo 6 sesiones. Para regresar al estado de vigilia se dan sugerencias a la inversa de la inducción.

Presentamos un ejemplo del tratamiento por hipnosis .Fig.3.

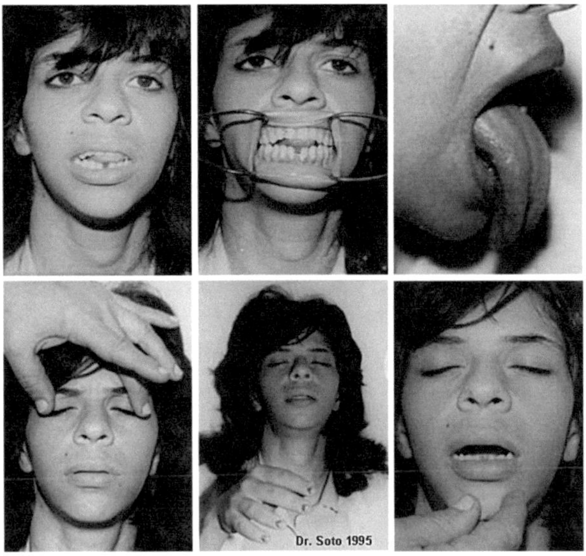

Fig.3.Tratamiento por hipnosis en una paciente con lengua protráctil.

Evaluamos los resultados de satisfactorios cuando empleando como mínimo las seis sesiones desaparecieron los síntomas de la deglución atípica y el paciente traga con las punta de la lengua apoyada en el paladar, y no satisfactorio si al concluir la seis sesiones persistían los síntomas.

Resultado y Análisis

CARACTERÍSTICAS	LENGUA PROTCTRACTIL No.	%
TOTAL DE PACIENTES	162	100
ENTRE 15 Y 25 AÑOS	144	90
ENTRE 25 Y 35 AÑOS	18	10
+ 35 AÑOS	-	-
FEMENINOS	96	54
MASCULINOS	68	46

Tabla.1.Lengua protráctil en relación con la edad y el sexo.

DIAGNÓSTICO	TOTAL DE 162 PACIENTES	%
ADAQUIA	90	58
PROGNATISMO D-A SUPERIOR	28	17
PROGNATISMO D-A INFERIOR	24	13
PROGNATISMO MANDIBULAR	20	12

Tabla.2. Diagnósticos en relación con la lengua protráctil.

RESULTADOS	TOTAL DE PACIENTES (162)	%
SATIFACTORIO	137	85
NO SATIFACTORIO	25	15

Tabla.3, Resultados.

Se seleccionaron un total de 172 pacientes que Del total se incluyeron 162 pacientes en que resultaron positivas las pruebas de susceptibilidad y 10 pacientes fueron excluidos por no cumplir con dicho parámetro.

El predominio de edad de la lengua protráctil fue de 15 a 25 años) un total de 144 (90%) pacientes.Predominó en sexo femenino 96 pacientes para un 47% (tabla1).

De acuerdo al diagnóstico. En 90 pacientes para un 56% presentaron adaquias anteriores. Prognatismo dento-alveolar superior.24 pacientes para un 15%, prognatismo dento–alveolar inferior 20 pacientes para un 12.3% y 18 pacientes con prognatismo mandibular 11%.(tabla2).

Del total de 162 (100%), 137 (85%), resultaron satisfactorio, y en 25 pacientes (18%) no satisfactorios. De todos los pacientes tratados hubo 25 (18%) que no fue satisfactorio por lo que no debe descartarse otras terapias.(tabla 3)

Conclusiones.

El tratamiento por hipnosis empleando sugestiones psicofisiológicas trans post-hipnóticas mediante seis sesiones de hipnósis como mínimo en un segundo nivel de profundidad es un procedimiento inocuo que emplea pocos recursos y brinda un resultado satisfactorio en la mayoría de los pacientes que presentan hábitos de lengua protráctil, sin embargo hubo un pequeño porciento de pacientes que no fue efectivo el tratamiento por lo que no deben descartar el empleo de otros tratamientos como la utilización de una férula oclusal con regilla anterior. En la cirugía ortognática antes de la intervención quirúrgica de un prognatismo se debe y puede erradicar dicho hábito mediante hipnosis.

Comentarios.

Estos hábitos perniciosos tienen un fondo psíquico difícil de eliminar, sin embargo la mayoría de los pacientes respondieron satisfactoriamente al tratamiento sugestivo en estado de hipnosis. El profesor Elio Gonzalez, realizó tratamiento de estos hábitos en niños en estado sofrónico (hipnosis) en 1971 y en sueños fisiológicos en 1977 con buenos resultados.

Experiencia. 5.
Hipnosis en el tratamiento del bruxismo.

El bruxismo es un hábito nocivo que consiste en apretar y rechinar dientes. Este habito puede originar disfunción dolorosa de la articulación temporomandibular (ATM) y/o hipertrofia de los músculos masticadores, especialmente de los maseteros. La causa del bruxismo son los estados emocionales alterados (estrés) que provocan una hiperactividad o hiperfunción de los músculos de la masticación. Esta alteración psicofisiológica, si no se corrige puede originar daños anatómicos al cóndilo, menisco y músculos.

En un dolor de la ATM inicialmente debemos descartar factores oclusales, interferencias oclusales como una obturación alta, pérdida de la dimensión vertical, trauma en la mandíbula o ATM, dolor pulpar irradiado y otros. Para él el síndrome doloroso de la ATM las alteraciones oclusales suelen ser efecto y no causa de la disfunción.

El síndrome de disfunción dolorosa miofascial fue descrito por Laskin en 1969 teniendo en cuenta los antecedentes de las descripciones por Costen y Schwartz y el mismo se caracteriza por un conjunto de síntomas que se presentan con frecuencia pero que no obligatoriamente tienen que presentarse todos en cada paciente. Esta enfermedad afecta inicialmente a la musculatura masticatoria y posteriormente a la ATM pero sin llegar a constituir la enfermedad degenerativa articular, aunque constituye la causa más frecuente de esta. Esta afección tiene mayor incidencia en mujeres que en los hombres.

La enfermedad se caracteriza por la presencia de cuatro grupos de síntomas cardinales, aunque no todos tienen que estar presentes, puede manifestarse de un solo lado o bilateralmente.

1. El paciente se queja de dolor uni o bilateral que puede tomar la región temporal, preauricular y ángulo mandibular, o todas, sensación de limitación del movimiento mandibular y cansancio a la masticación que puede agudizarse o aliviarse en el curso del día.
2. Dolor a la palpación de la musculatura masticatoria que puede estar acompañado de dolor a la palpación de la articulación.
3. Alteración del movimiento mandibular.
4. Chazquido.

En la hipertrofia muscular hay aumento de volumen de los músculos masticadores, más frecuente en los maseteros y puede ser unilateral o bilateral.

Tratamiento tradicional.

El tratamiento de esta afección está fundamentada en el control del factor etiológico basado en la psicoterapia, uso de psicofármacos, relajantes, analgésicos así como el empleo de férulas interoclusales; con el objetivo de colocar la mandíbula en una posición de reposo que limite la contracción muscular y mejore la relación cóndilo-disco-cavidad articular, y por tanto el tratamiento no será efectivo mientras no se regule, controle o desaparezcan el factor etiológico por lo que siendo esta la forma selectiva de reaccionar estos pacientes ante situaciones de tensión emocional debe educársele en el autocontrol de su afección.

Procedimiento para el tratamiento con hipnosis.

A todos los pacientes que concurrieron a nuestro Servicio de Cirugía maxilofacial de 1985 a 1995 que presentaban dichos hábitos se les propusieron el uso de la hipnosis. Los que aceptaron se les confeccionó la historia clínica, firmaron un consentimiento informado, seguidamente se les realizaron pruebas de susceptibilidad hipnótica (pesadez palpebral, caída del brazo, oscilación y balanceo postural. Se incluyeron todos los que respondieron positivamente a las pruebas de susceptibilidad.

En vigilia se le enseñó la relajación de los músculos masticadores y que en el reposo era cuando los dientes están ligeramente separados.

Se realiza inducción hipnótica hasta lograr un segundo o tercer nivel de profundidad tomando como referencia la catalepsia de los miembros superiores y empleamos sugerencias trans y post-hipnóticas que consisten en decirle al paciente: te sientes bien en este estado de relajación… a partir de hoy no vas a apretar ni rechinar los dientes ni dormido ni despierto…a partir de este momento no vas a tener dolor ni dormido ni despierto… esto lo repetimos de tres a cinco minutos y damos 6 sesiones evaluando los resultados. Son satisfactorios cuando dentro de las 6 sesiones desaparecieron los síntomas y no satisfactorias si al terminar las 6 sesiones persisten los síntomas.

Procedimiento con un paciente. (Fgs. 1.2.3.)

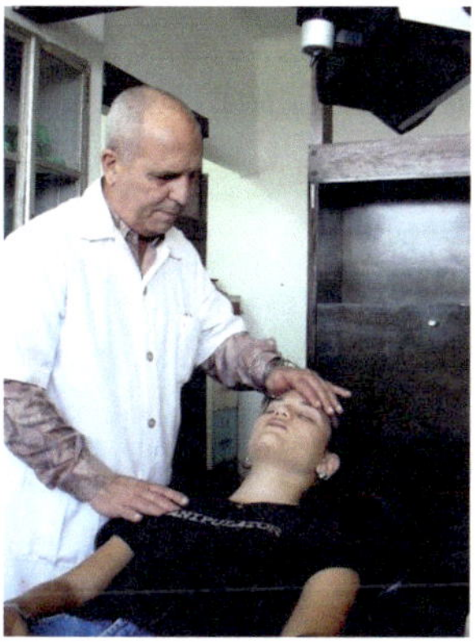

Fig.1. Inducción Hipnótica.

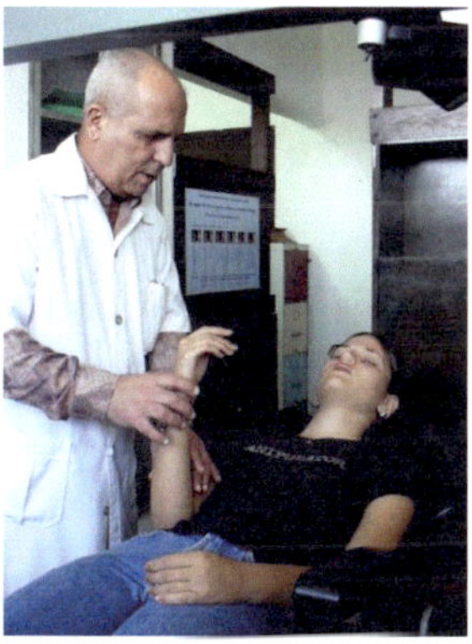

Fig 2. Se comprueva el nivel II de profundidad hipnótica y se realiza la terapia sugestiva.

Catalepsia del miembro superior derecho.

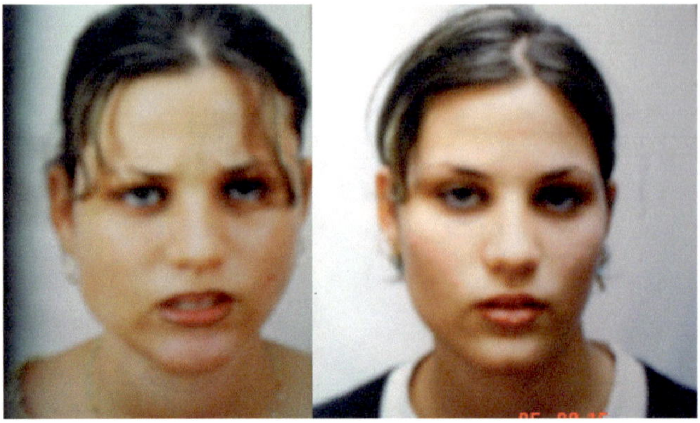

Fig. 3. Paciente con disfunción dolorosa de la articulación temporomandibular (ATM.) e hipertrofia maseterina antes y después del tratamiento con hipnosis en 6 sesiones. La paciente refiere que después del tratamiento el dolor articular (ATM.) ha desaparecido. Se observa la disminución de la contractura y volumen de los músculos maseteros despues del tratamiento.

Otro paciente tratado por hipnosis. Fig,4.)

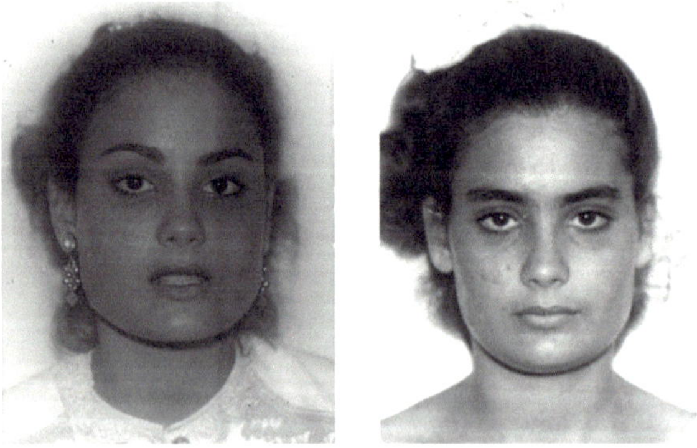

Fig. 4. Paciente con similar diagnóstico y tratamiento que el anterior (Fig.3).

Los resultados fueron satisfactorios.

Resultados:

De un total de 125 pacientes (100%), el tratamiento resultó satisfactorio en 95 pacientes para un (75%) y en 30 pacientes (25%) no satisfactorios.

El predominio de pacientes fue en edades más tempranas entre 15 y 35 años (50%) y predominó el sexo femenino, 90 (72%) pacientes.

De todos los pacientes tratados hubo 30 (25%) en los que no fue satisfactorio el tratamiento por lo que se deben incluir otras terapias tradicionales.

Conclusiones:

El tratamiento por hipnosis mediante 6 sesiones en un segundo nivel de profundidad empleando psicoterapia y estímulos táctiles para el tratamiento de la disfunción dolorosa de la (ATM) y la hipertrofia maseterina, es un procedimiento inócuo que emplea poco recursos y brinda un resultado satisfactorio en la mayoría de los pacientes que presentan hábitos de bruxismo; en unos pocos no resultó efectivo el tratamiento por lo que no deben descartarse el empleo de otros tratamientos tradicionales.

Experiencia .6.

Tratamiento por Hipnósis del trismo persistente.

El trismo es una reacción antálgica ante el dolor que provoca contracción de la musculatura de la masticación y dificulta o impide la apertura bucal . Se puede presentar con frecuencia después de la exéresis de un tercer molar laborioso debido al trauma quirúrgico por punción con la aguja y anestesia en el masetero y otras causas. La mayoría de los pacientes resuelven tomando antinflamatorios , analgésicos , con el empleo de calor, fisioterapia ,ultrasonido, lasser dentro de los primeros 10 dias. Cuando recibimos al paciente después de haber agotado diferentes tratamientos y se mantiene el trismo lo denominamos trismo persistente o no reciente. Desde 1990 nos propusimos en nuestro servicio de Cirugía Maxilofacial atender mediante hipnosis a todos los pacientes que acudieran a nuestro servicio y presentaran trismo persistente.

Método.

A todos los pacientes que concurrieron a consulta con trismo persistente en el de 1990 a 1995 se les propuso el empleo de la hipnosis. Todos firmaron un consentimiento informado. Se evacuaron dudas y temores. Segidamente se realizaron cuatro pruebas habituales de susceptibilidad, y se incluyeron todos ellos en que fueron positivas las pruebas de susceptibilidad. A cada paciente sentado en el sillón se le muestra un aparato confeccionado para ayudar a la apertura bucal cuando hay trismo. Dicho aparato presenta dos platineras. una superior donde descansan las caras oclusales de los dientes superiores y otra inferior donde se apoyan las caras oclusales de los dientes inferiores. Este aparato colocado en la boca hace una fuerza en favor de la apertura bucal, esto le permite al paciente realizar ejercicios de apertura y cierre con el fin de disminuir el espasmo muscular . Con el paciente en vigilia, romper el espasmo muscular en éste tipo de trismo es muy difícil porque el dolor es muy y fuerte y se dificulta, por tal motivo consideramos que si empleábamos la hipnosis para disminuir o eliminar el dolor, este ejercicio seria efectivo para mejorar la apertura bucal y erradicar el trismo.

Resultados. En 27 pacientes seleccionados. Fueron incluidos 25 que respondieron positivamente a las cuatro pruebas de susceptibilidad ,La terapia Psicofisiológica en un II y III nivel de hipnósis fue efectiva en el totalidad de los pacientes,

Tratamiento.

Con el paciente sentado en vigilia le explicamos el funcionamiento del aparato abrebocas lo colocamos en su boca y hacemos pruebas lo retiramos , y le decimos al paciente que lo colocaremos nuevamente en su boca para hacer ejercicios una ves hipnotizado. Seguidamente realizamos cuatro pruebas de susceptibilidad hipnótica (caída del brazo ,pesadez palpebral ,inclinación del cuerpo y oscilación del cuerpo) cuando son positivas procedemos a la inducción hipnótica según nuestro proceder. ,Alcanzado un II o III nivel colocamos el abrebocas y comenzamos la terapia psicofisiológica de apertura y cierre bucal. Colocado el aparato en la boca comenzamos a sugerir: Te sientes bien… tu cuerpo se siente cómodo… tranquilo… relajado…a la vez que con los dedos de mis manos doy estímulos táctiles a nivel de la A.T.M. y músculo temporal. Cuando se produce cierta relajación y el paciente comienaza a mejorar la apertura bucal, sugiero que va continuar realizando ese ejercicio de apertura y cierre durante 1 minutos le doy un minuto de descanso y continuo realizando el mismo ejercicio bajo hipnósis de tres a cinco veces. El paciente va mejorando paulatinamente, le damos sugerencias trans y post hipnóticas de que cada vez va a poder abrir mejor su boca. Realizamos un promedio de 5 sesiones de tratamiento en diferentes días.

Resultados. En 27 pacientes seleccionados Fueron incluidos 25 que respondieron positivamente a las cuatro pruebas de susceptibilidad , La terapia Psicofisiológica en un II y III nivel de hipnósis fue efectiva en el totalidad de los pacientes,

Presentamos el procedimiento psicofisiológico mediante hipnosis en un II y III nivel de profundidad en dos pacientes con trismo persistente después de 15 dias de haber sido operadas de un tercer molar inferior retenido (48 retenido) cada una, ambas

fueron tratadas con diferentes terapias en distintos lugares sin resultados, por lo que decidimos el empleo de la hipnosis.

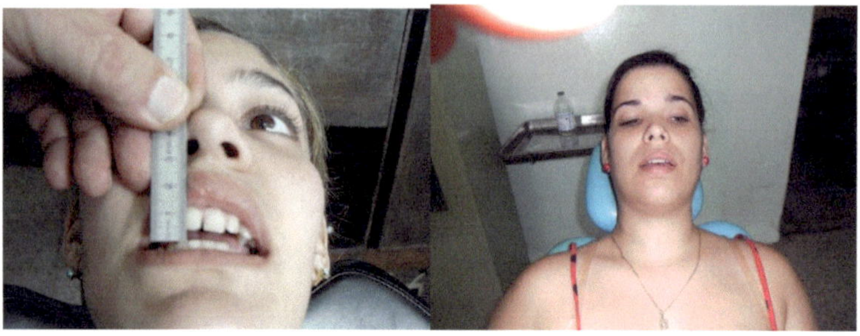

Figs.1 y 2. .Apertura bucal disminuida (3mm) antes del tratamiento por hipnosis en ambos pacientes.

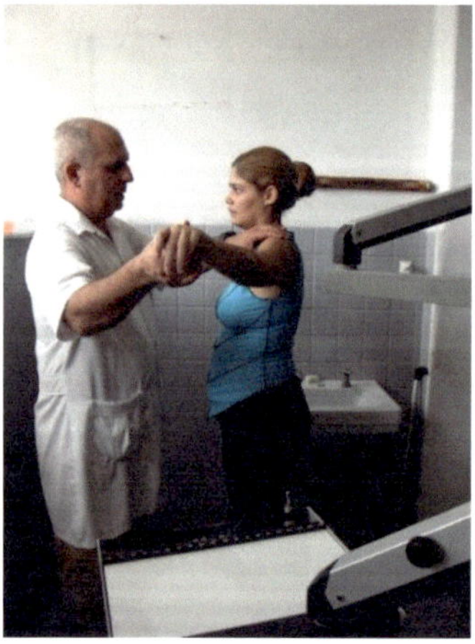

Fig.3.Prueba de susceptibilidad. Caida del brazo.

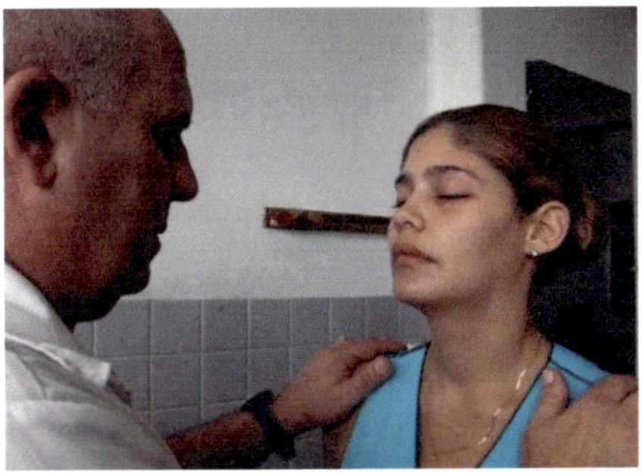

Fig.4. Prueba de susceptibilidad de pesadez palpebral.

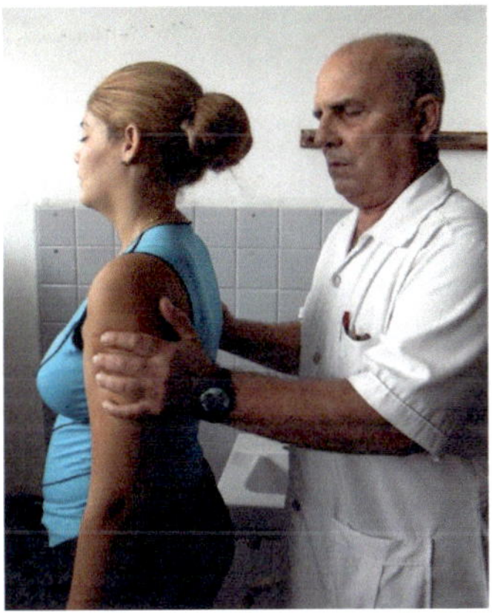

Fig.5.Prueba de susceptibilidad. Caida del cuerpo hacia atrás o inclinación del cuerpo.

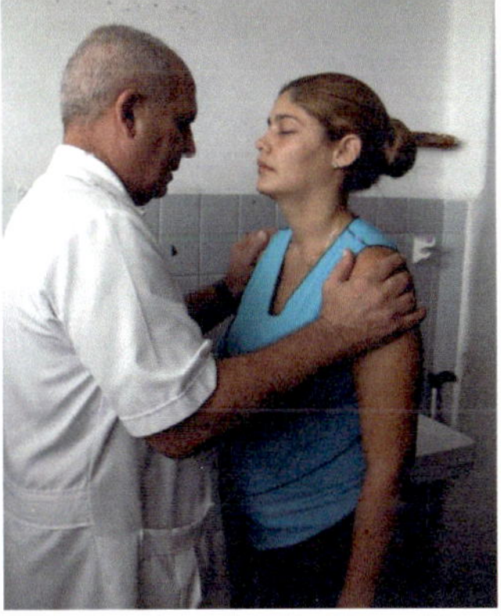

Fig.6. Prueba de susceptibilidad de oscilación lateral.

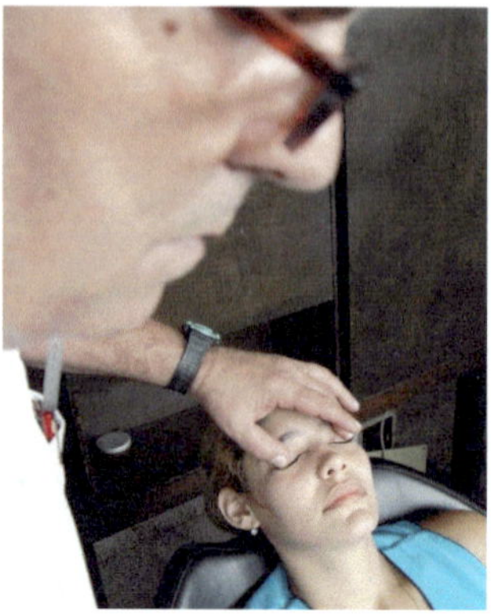

Fig.7. Inducción hipnótica.

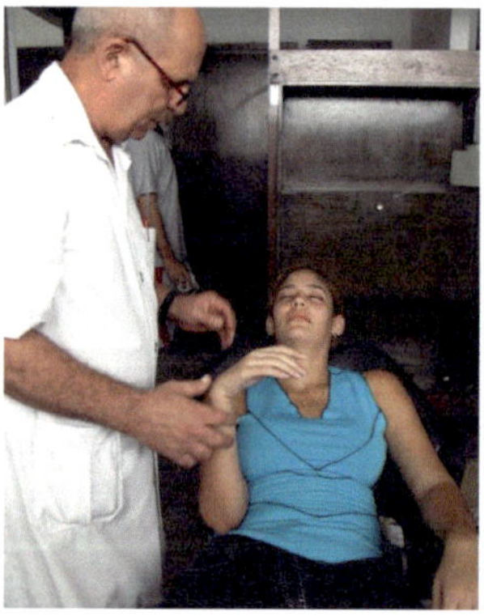

Fig.8. Se muestra la catalepsia del brazo y presentes en el II y III nivel de profundidad hipnótica.

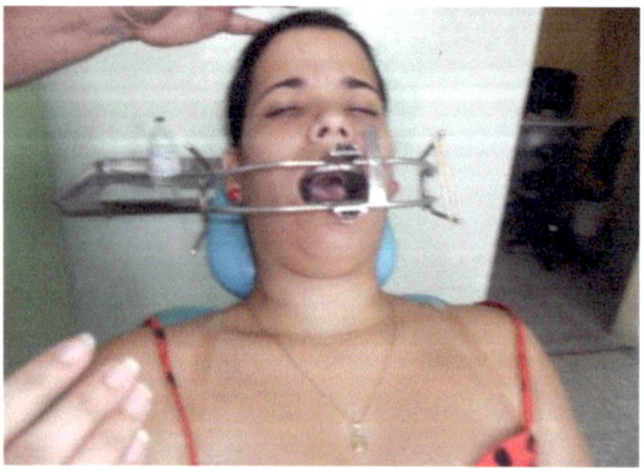

Fig.9. Tratamiento psicofisiológico en un II nivel de profundidad hipnótica en un paciente.

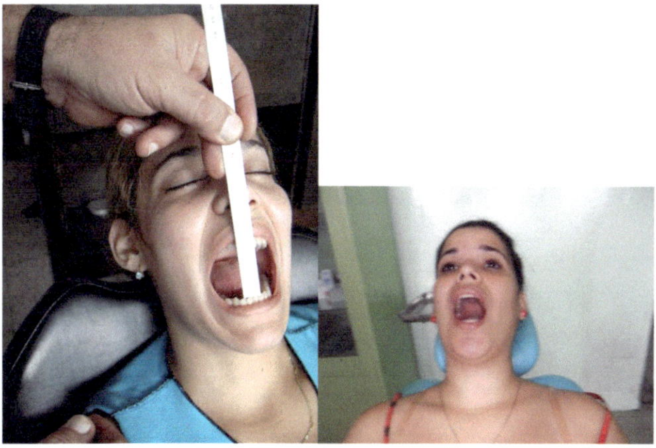

Fig.9 Fig10. Apertura bucal lograda mediante terapia psicofisiológica bajo hipnosis de más de 5cms. Resultado final satisfactorio en ambas paciente tratada con igual proceder.

Conclusiones.

En la totalidad de los pacientes que presentaron trismo persistente después de la exéresis de un tercer molar retenido, con la terapia psicofisiológica en un II y III de profundidad de hipnosis en 5 sesiones resultó efectiva, para normalizar la apertura bucal.

Experiencia 7.
Hipnosis en el tratamiento de la lipotimia como emergencia y preventiva.

La Hipnosis en el tratamiento de la lipotimia como Emergencia. Propuesta de un nuevo tratamiento

La lipotimia, síncope o desmayo común es la más frecuente de las complicaciones emergentes en estomatología quirúrgica y cirugía maxilofacial ambulatoria. Su etiología es la hipoxia cerebral de naturaleza psíquica por temor exagerado al tratamiento; se altera el mecanismo normal del control de la presión sanguínea debido a la dilatación de los vasos esplénicos, lo cual provoca una disminución de la presión sanguínea con una disminución del flujo sanguíneo cerebral

(Isquemia cerebral transitoria).

Sus manifestaciones clínicas principales son palidez de la piel, sudoraciones, disminución del pulso, tensión arterial y puede haber perdida de la conciencia. Como se afecta el aparato cardiovascular no deben confundirse con las reacciones desfavorables al anestésico como sucede erróneamente en algunas clínicas, ya que ella es de naturaleza psíquica. El tratamiento tradicional consiste en colocar al paciente acostado con la cabeza mas baja que el resto del cuerpo; pueden utilizarse estimulantes respiratorios suaves como vaporosa de amoniaco, alcohol así como realizar digito presión en el punto subnasal ubicado en el labio, si hay oxigeno se debe suministrar éste. Esta puede ocurrir previo a la inyección de

anestesia, durante o después, también se puede presentar durante o después del tratamiento quirúrgico.

Consideraciones con relación a la lipotimia y el empleo de la hipnosis como emergencia.

Nos planteamos que si la causa de la lipotimia es el miedo excesivo al tratamiento quirúrgico y existen métodos de inducción hipnótica mediante el miedo (método de petrificación por miedo empleado por Charcot; Si en la lipotimia como en la hipnosis se produce depresión de la conciencia y disminución de los signos vitales, consideramos que en un paciente en estado de lipotimia se facilitaría la inducción hipnótica y una vez lograda esta podríamos realizar una terapia verbal y táctil efectiva para el restablecimiento del paciente al estado normal.

Por lo tanto nos propusimos valorar el empleo de la hipnosis como tratamiento de **emergencia** en la lipotimia sin ninguna preparación previa ni consentimiento informado sobre hipnosis, siempre que exista una buena relación médico paciente y se emplee la hipnosis en beneficio del mismo.

Tratamiento por hipnosis de la lipotimia como emergencia. Desde el 1995 al 2004 nos propusimos el empleo de la hipnosis como emergencia en pacientes de cirugía maxilofacial ambulatoria que presentaran lipotimia ya sea:

- Previa ala inyección anestésica. (P.I).
- Durante la inyección anestésica. (D.R.I).
- Después de la inyección anestésica. (D.I.).
- Trans-Operatoria. (T.O.).
- Post- Operatoria. (P.O).

Una vez establecida la lipotimia en cualquiera de las etapas mencionadas se procedió a la inducción hipnótica mediante estímulos verbales y táctiles con el paciente sentado en la posición en que está o se puede reclinar (acostado) con la cabeza mas baja similar a la posición del tratamiento tradicional de la lipotimia, con una voz grave, rítmica y monótona decimos: "me escuchas perfectamente...,tu mano derecha se mantiene en la posición en la que yo la coloco..."Se comprueba catalepsia de los miembros superiores. Ya en estado de hipnosis, se sugiere: "tu circulación y respiración es perfecta...respira suavemente... cómodamente... tu cara se va sintiendo caliente...tus labios se van poniendo más rojos..." Esto se repite las veces que sean necesarias. (Se logra así vasodilatación con mayor afluencia de sangre y calor en la zona deseada).

Simultáneamente la mano del operador se coloca en la frente del paciente y con el dedo índice y pulgar de la mano derecha se dan estímulos táctiles en los brazos, pecho y cara del paciente potencializándose la acción verbal hasta que se recupera de la lipotimia y lo llevamos al estado de vigilia. En caso en que suceda en el trans operatorio se puede inducir la hipnosis y continuar el procedimiento quirúrgico bajo dicho estado. Terminado esto se dan sugerencias trans y post-hipnóticas para un postoperatorio favorable sin dolor ni inflamación, y lo llevamos al estado de vigilia.

Los resultados se recogieron en tablas confeccionadas al efecto.

Resultados de la hipnosis como emergencia en el tratamiento de la lipotimia en 30 pacientes. (Tabla I)

Edades	P.I.				D.R.I.				D.I.				T.O.				P.O.				Prof.	Tto
	F	M	T	%	F	M	T	%	F	M	T	%	F	M	T	%	F	M	T	%	I II III	S Ns
15-25	2	1	3	-	5	1	6	-	3	1	4	-	3		3	-	3		3	-	17 2	19
26-35	1		1	-	1	1	2	-	4		4	-	1		1	-				-	8	8
+ 35				-				-		2	2	-	1		1	-				-	3	3
Total	3	1	4	-	3	5	8	-	4	6	10	-	5		5		3		3	-	28 2	30

F – femenino = 18 pacientes.

M – masculino= 12 pacientes.

Momento de presentarse la lipotimia y el empleo de la hipnosis.

P.I. – previo a la inyección. 4 pacientes

D.R.I. – durante la inyección 8 pacientes.

D.I. – después de la inyección 10 pacientes

T.O. – trans-operatorio 5 pacientes

P:O. –post operatorio 3 Pacientes.

Profundidad hipnótica II III

S – satifactorio. 30 pacientes. 100 %

Ns – no satifactorio -

En los 30 pacientes estudiados se presentó la lipotimia como emergencia en edades más tempranas, asociado al temor (15-25 años-19 pacientes).

El número mayor de pacientes correspondieron después de la inyección (10) y durante la inyección (8), por tal motivo se asocia erróneamente con las reacciones anafilácticas o de toxicidad al anestésico. En el total de pacientes (30), se facilitó la inducción hipnótica, 28 en un segundo nivel y 2 en un tercer nivel. El tratamiento consistió en sugerencias verbales y estímulos táctiles al paciente bajo hipnosis, como se describió anteriormente.

En los pacientes que presentaron lipotimia trans operatoria (T.O -5pts) se logró la hipnosis; se continuó la operación bajo este estado, una vez terminada se dieron sugerencias post hipnóticas y se llevaron al estado de vigilia. En todos los pacientes se empleó la hipnosis como emergencia sin consentimiento informado y sin preparación previa para la misma, esto se puede hacer cuando hay buena relación médico paciente y se emplee la misma en bien del paciente. En el estado de lipotimia se facilita la inducción hipnótica y la terapia verbal y táctil.

Conclusiones.

El empleo de la **hipnosis como emergencia en la lipotimia** es un tratamiento nuevo y útil, en dicho estado se facilita la inducción hipnótica y la terapia verbal y táctil es efectiva, se puede lograr vasodilatación y calor en la zona deseada. Este novedoso procedimiento se suma al arsenal terapéutico del profesional y puede actuar por sí solo o combinarse con el tratamiento tradicional para potencializar este.

Hipnosis en el tratamiento preventivo de la lipotimia.

En pacientes con antecedentes de lipotimia se puede emplear la hipnosis preventivamente. Como la causa de la lipotimia es el temor exagerado al tratamiento, se puede emplear la hipnosis para disminuir el temor y prevenir la lipotimia en la consulta dando sesiones de hipnosis antes de la operación mediante sugerencias post-hipnóticas.

La prevención de la lipotimia puede lograrse considerando la condición psíquica del paciente tomando medidas para disminuir el miedo al tratamiento.

En igual período se estudiaron 20 pacientes que referían antecedentes de lipotimia y temor exagerado al tratamiento quirúrgico. Se prepararon para el empleo de la hipnosis previo consentimiento informado por escrito, realizándose cuatro pruebas de susceptibilidad hipnótica (caída del brazo, pesadez

Palpebral, inclinación del cuerpo y oscilación).

A cada paciente se le realizaron tres inducciones hipnóticas mediante estímulos verbales y táctiles lográndose determinados niveles de profundidad hipnótica (II y III) y comprobándose clínicamente. En el total de los pacientes se empleó la hipnosis con el fin de

valorar su efectividad en la prevención de la lipotimia.

En el estado hipnótico se dieron las sugerencias posthipnóticas para que en le día la intervención el paciente se sintiera bien y

no se le presentara la lipotimia. Se repiten varias veces las sugestiones. Los **resultados** se recogieron en tablas estadísticas confeccionadas al efecto.

Tabla II. Hipnosis en el tratamiento preventivo de la lipotimia.

	T.P.					Prof. Hip.			Tto	
Edades	F	M	T	%	Pr S	I	II	III	SaT	N. Sat
15-25	10	6	16	80	3		12	2	14	
26-35	3		3	15	3		5		5	
+35	1		1	5	3		1		1	
TOTAL	15	5	20	-	-		18	2	20	

F – femenino. 15 pacientes

M – masculino 5 pacientes

T.P. – Total de pacientes. 20 pacientes.

Prof Hip – Profundidad hipnótica. 18 pts Nivel II y 2 pts.en un nivelII.

PrS – Promedio de sesiones de hipnosis- 3 sesiones de hipnosis

Tto – Tratamiento

S - Satifactorio – 20 pacientes 100%

N.Sat – (No satifactorio)

En un total de 20 pacientes que acudieron a consulta de CMF del Hospital Fajardo con necesidad de operarse y presentar antecedentes de lipotimia se les propuso el empleo de la hipnosis y estos aceptaron mediante consentimiento informado.

Del total de pruebas de lipotimia predominó el sexo femenino en edades tempranas (15-35).

El promedio fue de tres sesiones previo a la operación. Los 20 pacientes fueron tratados en un segundo y tercer nivel de profundidad hipnótica, mediante terapia verbal que no se va a presentar ninguna situación desagradable el día de la operación (sugerencia trans y post hipnóticas).

El resultado fue satisfactorio en la totalidad de los casos, por lo tanto la hipnosis es efectiva para prevenir la lipotimia en pacientes con antecedentes.

Conclusiones

Mediante las sugerencias post hipnóticas se puede elevar el umbral del dolor y disminuir el temor y la ansiedad para evitar así la lipotimia el día de la intervención y si sucediera se facilita la hipnosis. Este procedimiento resultó exitoso en la totalidad de los casos.

La hipnosis resulta efectiva para prevenir la lipotimia en pacientes que van a ser sometidos a intervenciones quirúrgicas con anestesia local y refieren antecedentes de lipotimia.

Recomendaciones.

La hipnosis no es un estado de sueño ni vigilia. Existen infinidades de teorías, hipótesis y definiciones que tratan de explicar científicamente la naturaleza del fenómeno hipnótico, pero estas son incompletas. Se ha considerado como un estado disociativo de conciencia, hiperconcentración mental, estado alterado de conciencia, estado alternativo, trance y otras. Hoy se acepta que es un estado propio de la mente donde hay disminución de la conciencia y las sugestiones son aceptadas y realizadas más fácilmente. Los fenómenos psíquicos de la hipnosis con fines terapéuticos se han denominados a través de la historia con diferentes nombres como sueño sagrado, magnetismo, sonambulismo, hipnotismo, sugestión, sofrología, existen desde el origen de las civilizaciones.

A través de los años se han empleado diferentes métodos para lograr el estado hipnótico. Todos se fundamentan en la repetición de una serie de estímulos sensoriales, auditivos, táctiles y visuales en los que predomina la sugestión verbal.

La sugestión verbal es el estímulo más importante en los seres humanos para realizar la inducción hipnótica, aunque otros estímulos sonoros, visuales o táctiles pueden ser sugestivos y potencializar esta o tener un efecto hipnótico. Una vez logrado el estado hipnótico la sugestión se emplea trans-hipnosis para lograr modificaciones psico-fisiológicas o somáticas favorables en el sujeto y estas son más efectivas que en el estado de vigilia; además se utilizan para realizar sugerencias post-hipnóticas y así mantener o lograr efectos terapéuticos después de la hipnosis en estado de vigilia.

Debemos emplear la hipnosis con ética para favorecer al paciente pues el uso indiscriminado de la hipnosis por charlatanes y empíricos en espectáculos teatrales ha creado un rechazo en los pacientes en forma de contrasugestión, contribuyendo negativamente al desarrollo científico de la misma.

Actualmente se considera la hipnosis como una herramienta o vehículo de utilidad médica (hipnosis clínica) y no médica.

Sin embargo, no están bien establecidos en las diferentes ramas o especialidades médicas los motivos que justifiquen la indicación para su uso (en quienes), así como el tratamiento a emplear bajo hipnosis (qué terapia realizar). Con este trabajo establecemos las premisas para su empleo en Cirugía Buco maxilofacial.

La hipnosis no debe emplearse en todos los pacientes que concurran a consulta sino en aquellos que presenten algún motivo que justifique su uso como pueden ser: antecedentes de reacciones desfavorables a los anestésicos locales, fobia al tratamiento, hipertensos, cardiópatas o procesos inflamatorios en que se dificulten o impidan la acción plena del anestésico (Experiencia 2y3), presentar hábitos nocivos (lengua protráctil y bruxismo), presentar trismo persistente, padecer de lipotimia.(Experiencia 4,5,6). Se le debe proponer y explicar al paciente en qué consiste la hipnosis con palabras sencillas evacuando dudas y temores.

El paciente debe estar de acuerdo mediante consentimiento informado y responder positivamente a las pruebas de susceptibilidad, nosotros empleamos dichas pruebas cuando comenzamos con el paciente por primera vez ya que las mismas contribuyen a una mejor relación hipnólogo-paciente. Esto aumenta el rappor y nos brinda una idea del grado de aceptación del paciente para la hipnosis y profundidad a alcanzar. Constituye un paso en la preparación del paciente que disminuye la contrasugestión que origina la palabra hipnosis.

Ya en una segunda sesión, la obviamos y utilizamos el signo señal para la inducción hipnótica. También la omitimos cuando utilizamos la hipnosis como emergencia, sin preparación previa.

El paciente no debe poseer ninguna enfermedad que contraindique el empleo de la hipnosis como trastornos severos de personalidad o déficit mental.

Para el empleo de la hipnosis en Cirugía Bucomaxilofacial el profesional debe poseer conocimientos básicos de psicología y dominio pleno de la técnica.

El uso de la hipnosis como anestésico no debe verse como una competencia en relación a los anestésicos químicos locales, ya que estos son de suma eficacia y la utilizamos a diario exitosamente en la mayoría de los pacientes. La hipnosis puede ser de mucho beneficio para el paciente como sustituto o auxiliar del anestésico cuando hay un motivo que lo justifique.

Aproximadamente el 90% de los sujetos son hipnotizables pero no en todos se logra igual profundidad hipnótica; de ahí que los hipnólogos desde la Primera Escuela de París hasta nuestros días hayan realizado numerosas clasificaciones en diferentes grados o niveles de profundidad tomando como referencia las características psico-fisiológicas en cada estadío.

Si bien el paso de un nivel a otro carece de límites precisos, existe una marcada diferencia entre un estado ligero y otro profundo. En la primera experiencia se evidencia lo expresado anteriormente.

Para utilizar la hipnosis como sustituto del anestésico hay que preparar al paciente realizando varias sesiones en consulta hasta alcanzar y mantener un III nivel de profundidad hipnótica. Cuando el paciente alcance y mantenga dicho nivel se puede realizar cualquier tipo de operación sin utilizar ningún anestésico químico. No se logra en todos los pacientes.

Uno de los inconvenientes de la hipnosis como sustituto del anestésico (hipno-anestesia) es que se requiere que el paciente adquiera un nivel III de profundidad y esto es posible entre un 10 y 30% de los casos y depende fundamentalmente de la susceptibilidad del paciente del empleo de una buena técnica y no del motivo del paciente o necesidad del profesional.

La mayoría de los pacientes alcanzan el nivel I y II de profundidad. La hipnosis es útil como complemento o auxiliar del anestésico.

En el estado hipnótico las sugerencias son más efectivas que en vigilia y se puede lograr disminuir el temor y la ansiedad.

En el trans-operatorio se puede producir vasoconstricción (disminución del sangramiento) o vasodilatación y modificación de los signos vitales. Mediante sugerencias post-hipnóticas se puede disminuir o abolir el dolor e inflamación post-operatoria sin la utilización de medicamentos.

En los pacientes con antecedentes de "alergia" a los anestésicos locales no se debe emplear la palabra "anestesia" ya que puede actuar como un estímulo real y provocar reacción al anestésico.

En los casos de antecedentes de reacciones desfavorables a los anestésicos que no alcancen el nivel III de profundidad la hipnosis la empleamos satisfactoriamente como complemento de substancias antihistamínicas (difenilhidramina).

La hipnosis es muy útil para elevar el umbral del dolor en pacientes en que presenten dolores difíciles de disminuir o eliminar por los procedimientos tradicionales, en fobias que impidan o dificulten el tratamiento quirúrgico, en el tratamiento de hábitos nocivos como la lengua protráctil y el bruxismo, en el tratamiento del trismo no reciente en la lipotimia, como emergente y en la prevención de esta. La terapia bajo hipnosis se puede emplear y es útil en cualquier nivel de profundidad hipnótica pero es más efectiva en el nivel III.

La hipnosis es una herramienta poderosa que se suma al arsenal terapéutico del profesional y es de suma utilidad en los pacientes de cirugía buco maxilofacial en que se justifique su uso, requiere del esfuerzo humano, bien empleada es inocua, emplea pocos recursos materiales a un bajo costo y los pacientes quedan sumamente agradecidos

Resumen. Hipnosis en Cirugía Bucomaxilofacial. Autor. Dr, Ángel Soto Fernández.

En ésta obra se exponen algunos antecedentes y conocimientos que existen sobre la hipnosis, así como los principios generales para lograr una inducción hipnótica

A pesar del desarrollo científico alcanzado por la hipnosis en las ciencias médicas no están bien establecidos en las diferentes ramas o especialidades los motivos que justifiquen la indicación para su uso (en quienes), así como el tratamiento a emplear bajo hipnosis (procedimiento).

Sobre la base de una experiencia de más de cuarenta años tratando a pacientes de estomatología quirúrgica (exodoncia) y Cirugía Buco maxilofacial con hipnosis, se determina en qué pacientes se debe y puede emplearse (motivos que justifican el empleo de la misma), el método utilizado para lograr el estado hipnótico, y qué procedimiento o terapia se debe realizar en este estado según la afectación que presente el paciente.

Se muestran procedimientos y resultados valorando su utilidad como sustituto o complemento del anestésico o substancias antihistamínicas en relación con el nivel de profundidad alcanzado, basado en una clasificación clínica propuesta. Se expone un trabajo clínico investigativo sobre el umbral de dolor empleando la hipnosis Se establece un procedimiento de tratamiento para el alivio o eliminación del dolor mediante modificación del umbral de dolor .Se expone un tratamiento de los hábitos nocivos que afectan el componente maxilofacial, así como en la lipotimia como emergencia o preventiva y otros afecciones mediante hipnosis.

El conocimiento y uso de la hipnosis debe ser concebido como una posibilidad que se suma al arsenal terapéutico del profesional, sin ignorar los tratamientos establecidos, pudiendo actuar como complemento o sustituto de los mismos.

Consideramos que la hipnosis debe ser empleada por cada profesional de acuerdo a su perfil y este debe poseer un adecuado dominio teórico-práctico de la técnica. La hipnosis bien utilizada es efectiva, inocua y se aplica con pocos recursos materiales y el paciente queda muy agradecido. Esta obra es de utilidad para Estomatólogos (Odontólogos), Cirujanos Maxilofaciales, Médicos Psicólogos, otros profesionales, así como personas interesadas en el tema.

Bibliografía

Alarcón, A., Capafons, A . (2006). El modelo de Valencia de hipnosis despierta: técnicas nuevas o técnicas innovadoras? Papeles del Psicólogo, 2770-78..
http://www.cop.es/papeles/vernumero.asp?id=1338

Andrade Faría, O. 1959: Manual Hipnosis Médica. 2da Ed. Cajiga. Mex. 61-
80.Annino, D., Goguen L. A. . 2003. Pain from the oral cavity. OtolaryngolClinNorthAm [Online], 36. Available: http://www.ncbi.nlm.nih.gov/pubmed/15025012.
Alarcón, A., Capafons, A. 2006. El modelo de Valencia de hipnosis despierta: técnicas nuevas o técnicas innovadoras? Papeles del Psicólogo, 27, 70-78.
Ayala-Corredor, C. 2010.La hipnosis como intervención para la cesación del consumo de tabaco. *Revista Colombiana de Psiquiatría,* 39224-2234. http://www.psiquiatria.org.co/BancoMedios/Documentos%20PDF/rcp_sup2010._art
Barber J. 2000. Tratamiento del dolor mediante hipnosis y sugestión, Bilbao, DDB.
Barber, J. 1977: Rapid indution analgesia: a clinical hipnosis. (19) 138-144

Barber, T.X. 1988. Los procedimientos hipnosugestivos como catalizadores de las psicoterapias. En S.J. Lynn, & J.P. Garske (Eds.), Psicoterapias contemporáneas. Modelos y Métodos (cap. 10). Bilbao: D.D.B.

Baad-Hansen, L; zachariaE, R; Svensson, P. 2011. ,Effect of hypnosis on pain and blink reflexes in patients with painful temporomandibular disorders. Clin J Pain. ;27(4):344-51. PubMed PMID: 21178599 9)

Baggi L, Rubino IA, Zanna V 1995 ;80. Personality disorders and regulative styles of patients with temporomandibular joint pain dysfunction syndrome. Percept Mot Skills. (1):267-73. PubMed PM

B, F. & M., S. 2003. Intramuscular injectionof botulinum toxinas an adjunct toarthrocente the temporomandibular joint: preliminary observations. Br. J. Oral Maxillofacial Surg., 41.

Bajwwa, Z., HO, C., Knah, S. 2010. Overview of cranio facial pain. Available: http://www.uptodate.com [Accessed 11022012].

Béjterev, V. 1987: Significación de la Hipnosis como medio de tratamiento. Enfermedades nerviosas. Casos Clínicos. Pag 197

Bustamante, José. A.1967. Psicología médica. Ed. Ciencia y Tecnica. Instituto del libro. La Habana.

C., S. N. 1979. The effets of hipnotic susceptibility suggestions for analgesia and utilization of cocnitivastrategier on the production of pain Journal of Abnormal Phycology., 282 -292.

Capafons, A., & Mazzoni, G. 2005. ¿Es lo peligroso de la hipnosis el hipnoterapeuta?: Hipnosis y falsos recuerdos. Papeles del Psicólogo, 25, 27-38. http://www.cop.es/papeles/vernumero.asp?ID=1183

Capafons, A., Lamas, J.R., & Lopes-Pires, C .2008. Hipnosis. En F.J. Labrador (Ed.). Manual de técnicas de modificación de conducta (pp. 593-614).Madrid: Pirámide.

Capafons, A., Mazzoni, G. 2005. ¿Es lo peligroso de la hipnosis el hipnoterapeuta?: Hipnosis y falsos recuerdos. Papeles del Psicólogo, 25, 27-38. Ver artículo.

Capafons, A. L., J. R.; Lopes-Pires, C. 2008. Hipnosis. In: Labrador , F. J. (ed.) Manual de técnicas de modificación de conducta. Madrid: Pirámide.

Cordova Castro. et. al. 1974. Lo Psiquico en propedéutica médica.. Ed. Pueblo y Educación, La Habana

Cobian, Mena. A.E. 1997. Yo si creo en la hipnósis Edición Oriente, Santiago de Cuba.

Council, J.R.2005. Personalidad, psicopatología y sugestionabilidad hipnótica.Papeles del Psicólogo, 25, 16-26. http://www.cop.es/papeles/vernumero.asp?ID=1182

Chester, J. S., D. D. S. , Giovannitti, J. A., Boynes, S. G. Needle Phobia: Etiology,Adverse Consequences, and Patient Management.

Duprat. E.F. "Hipnotismo, 1958. Técnicas e indicaciones. Buenos Aires.

Eimer, B. N. 2004. Autohipnosis contra el dolor: programa para el alivio inmediato del dolor, Madrid, ArkanoBooks.

Erickson, M. H. 1958. Seminarios de la introducción a la hipnosis, California, Alom Editores.

Evan, H. B. Paul, G. L 1970. Effects of hipnosically suggested analgesia or physcological and sujetive response to cold stress. Journal of consulting and clinical phycohology, (35) 362-371.

Fazio,S. Emerick, K. 2010. Salivary glandstones. Available: http://

www.uptodate.com(http://www.uptodate.com.
.Freund, B. J. Schwartzm M. 2003. Intramuscular injection of botulinum toxin as an adjunct to arthrocentesis of the temporomandibular joint: preliminary observations. B rJ Ora lMaxillofac Surg..
Gonzales Jiménes Elio. 1971. Tratamiento de los hábitos por medio de la sofrología. Sistema Lúdico. Rev. Cub. Estomat. 8: 107-118
González-Ordi, H. 2005. El empleo de las técnicas de sugestión e hipnosis en el control y reducción del dolor: implicaciones para la Psicooncologia, 1, 117-130.
http://www.ucm.es/BUCM/revistas/psi/16967240/articulos/PSIC0505120117A.PDF
Ruiz Rodriguez Guillermo. 1973. Cómo manejar el temor del niño que acude a la consulta de Estomatología. Rev. Cub. Est. 10: 87:91. Mayo-Agosto.
González-Ordi, H. 2006. Hipnosis clínica: aplicaciones de las técnicas de sugestión en psicología clínica y de la salud. Psicología Conductual, 14, 467-490.
Mc Glashow, T.H., Evans, F.V., Orne, M.T. (1969): The nature of hypnotic analgesis and the placebo response to experimental pain. Psychosomotic Medical. (31) 227-246
Moreyra Sandoval. M de L. 1970: Hipnotismo en Odontología. Tesis de Cirujano dentista. Mex.
Guardia, C. B., S A; Egan, R.A.2012. Temporo mandibular disorders. Available: http://emedicine.medscape.com/article/1143410-overview [Accessed 12/02/
Goldberg Bruce. 2006. Autohipnósis. ISBN-10970-643-559-X
Hirschmuller, A. 1976 . The scientific styles of Breuer and Freud and the origins of psychoanalysis. In: GEDO JE, P. G. (ed.) Freud, fusion

of science and humanism. New York: International Universities Press.
Iglesias, L. 1960. Hipnología. Rev. Cub. Estomatología. Hab., 11-17.
Iserson, K. 2014. An hypnotic sugestion: review of hypnosis for clinical emergency care. The Journal of Emergency Medicine, 46.
Jagot, Paul. C. 1958: Magnetismo, hipnotismo, sugestión. Método Científico de experimentación al alcance de todos. Ed. Iberia.
Kanner, R. 2005. Pharmacological approaches to pain management. In: Miller, A. (ed.) Pain and palliative care. Philadelphia: Lippincott WilliamsandWilkin
Krause, G. 2005. Tejiendo sueños y realidades; Aportaciones al paradigma a la psicoterapia ericksoniana, México, Alom Editores.
Kruger, G. (1982): Cirugía Buco Maxilofacial. Ed. Científico-Técnico. Pag 385
Kenneth V. Iserson 2013. An hypnotic suggestion: review of hypnosis for clinical emergency care, Department of Emergency Medicine, The University of Arizona, 4930 N Calle Faja, Tucson, AZ 85718

Kulikov.v. 1974.Introducción a la Psicología Social Marxista. La habana Departamento de orientación RevolucioOnaria del C.C.P.C.
LA TOUCHE, R., ET AL . 2010. Acupuncturein thetreatment ofpain in temporomandibular disorders:asystematicreviewand meta-analysisofrandomizedcontrolledtrials. Clin JPain., 26.
Latouche, R. G., G; DE-LA-Hoz, J. L.,Wang, K. ; Paris- Alemani, A.,Angulo-Diaz-Parreño, S. 2010. Acupuncture in the treatment of pain in temporomandibular disorders: a systematic review and meta-analysis of randomized controlled trials. Clin JPain, 26.
López Alcaraz, M.,García-García J.B. 2009. Propuesta del uso de la

hipnosis como método diagnóstico en procedimientos forenses. A propósito de un caso con trastorno de conversión. Cuadernos de Medicina Forense, 15, 199-205.
Luther, F. L., S; Mc Donald, F. 2010. Tratamiento ortodóncico de los trastornos de la articulación temporomandibular (ATM). Systematic Reviews [Online]. Available: http://www.bibliotecacochrane.com/BCPGetDocument.asp?SessionID=%20 2917540&DocumentID=CD006541.
Marini, I., Gato, M. & BonetiI, G. 2010. Effects of superpulsedlow-levellaser therapy on temporomandibular joint pain. Clin JPain, 26
Martinez Perigod y Moises Asis 1989. Hipnosis teoría, métodos y técnicas..Educación Científico Técnica. La Habana.
Mendoza, Mª E., Capafons, A. 2009. Eficacia de la hipnosis clínica: resumen de su evidencia empírica. Papeles del Psicólogo, 98-116.
Mendoza, M.E., Capafons, A., Espejo, B., Montalvo, D. (2009). Creencias y actitudes hacia la hipnosis de los psicólogos españoles afiliados al Colegio Oficial de Psicólogos. Psicothema, 21, 465-470.
MC Glachou, T. H., Evans, F.V., Orne, M.T. 1969. The Nature of hypnotic analgesis and the placebo response to experimental pain. Psychosomotic Medical, 227-246.
Mendoza, M. E. 2000. La hipnosis como adjunto en el tratamiento del hábito de fumar: estudio de caso. Psicothema, 330-338.
Moreira, M. D. L. 1970. Hipnotismo en Odontología. Cirujano dentista. Tesis de diploma.
Miyares , Cao . C.et al. 1973. Anestesia local producida por sustancias con acción estabilizante de la membrana. Rev. Cub. Est. 10: 3, 223-228.
Machado . R et. Al.1976. Hipertrofia experimental del músculo masetero en perros Rev. Cub Est. 13:1 61-65.

Okeson, J. E. A. 2011. Differential diagnosis of temporo mandibular disorders and other orofacial pain disorders. Dent ClinNorthAm, 55.

Paulecki, Robert. 1987: Psychologic interventions for the anxions dental patient. (341-6) 220-227

Platonov, K. 1968: La palabra como factor fisiológico y terapéutico. Ed. Quetzal. Arg. 1ra Ed. 28-41.

Podiapolki. P. 1909. Sobre las alteraciones vasomotoras provocadas por sugestión hopnótica. Zhurnalneuropatogurí y psijiatrii., 101.

R., H. E. & J., M. 1975. A H Heart notes and blood pressure in the study of laboratory pain in man under normal condition and influency by hypnosis. 41-75.

Rodriguez Aranguren J. et a l. 1976. Estudio farmacológico e histológico de la acción anestésica local de la imipramina en ratas. Rev. Cub. Est. 13:3 .221-227.

Rigon, M. P., L; BortoluzziI, M; L, A, RamS,A.; Crdoso , J. 2011. Artroscopia para los trastornos temporomandibulares. Systematic Reviews.

Rodriguez Miró, M. 1973 Psicología Aplicada al trato de los pacientes en estomatología. Rev. Cub.10: 2. 83-86.

Shaw S. Irwin. (1959): Aplicaciones de la hipnosis en Odontología, Buenos Ed. Mundi.

Sombáec, I. 1928: El problema de los trastornos vaso motores producidos por sugestión. ¨Sibiriski Arjiv Klinicheskon Meditsini¨ (4) 332

Serrie, A. M., V; Toussaint, M. H.,Thurel, C. 2008. Algies craniofaciales. ElsevierMasson SA Otorhino-laryngologie: París.

SHI, Z. G., C; Awad, M. 2008. Hialuronato para los trastornos de la articulación temporomandibular.

Singh, M. E., R. 2012. Trigeminal Neuralgia. Available: http://emedicine.medscape.com/article/1145144-overview-aw2aab6b2b4.
Soto Fernández, A. 1986: La hipnosis como anestésico en exodoncia. Presentación de un caso. Jornada Ciantífica, Academia de Ciencias de Cuba Oct.
Soto Fernández, A. 1986: ¨Curbas de Umbral Doloroso¨. Jornada Científica, Academia de Ciencia de Cuba. Oct.
Soto Fernández, A. 1986: La hipnosis en Estomatología. Resultados en 50 pacientes. Jornanda Científica, Academia de Ciencias de Cuba. Hab. Oct.
Soto Fernández, A.. ET. Al. (1986): Algunos aspectos del uso y del conocimiento de la hipnosis en Estomatología, Rev., Cub de Est. (23-1) 51-54
Spanos N.C. 1979: The effets of hipnotic susceptibility suggestions for analgesia and utilization of cocnitiva strategier on the production of pain journal of abnormal Phycology. 282-292
Soto Fernández, A. 1988: El dolor y sus perfiles Clínico-investigativo: La Hipnosis como técnica modificadora del umbral del dolor. Curso provincial de acupuntura. Electroacupuntura e Hipnosis. Universidad de Ciego de Avila.
Tundidor, A.M. Et. al (1975): Hipnoanestesia: una técnica psicosomática. Rev. Cub.!6 de Abril. (14-59) 15-17
Vallejo, M.A. 1998. Sugestión e hipnosis. In Vallejo, M.A (Ed.), Avances en modificación y terapia de conducta (pp. 272-299). Madrid: Fundación Universidad Empresa.
Vallejo, M. A. C., A. . 2005. La hipnosis psicológica en España. Papeles del Psicólogo [Online]. Available: http://www.cop.es/papeles/vernumero.asp?ID=1184.
Weitzenhffer. A, M: 1977. Hypnotism. An Objetive Study in

Sugestibility. New York.
Yottfreddson, D. K. 1973. Hipnosis and anesthesion in dentistry. Tesis de Doctorado, Brigham going University.

Made in the USA
Las Vegas, NV
03 November 2026

57423724R00102